DE

L'OBLITÉRATION COMPLÈTE

DU COL DE L'UTÉRUS

CHEZ LA FEMME ENCEINTE

ET DE

L'OPÉRATION QU'ELLE RÉCLAME

PAR

Le Dʳ DEPAUL

Professeur agrégé à la Faculté de médecine,
Membre de l'Académie impériale de médecine et de la Société de chirurgie,
Chirurgien des hôpitaux, etc.

PARIS

IMPRIMERIE A. HENRY NOBLET,

30, RUE DU BAC, 30,

1860

DE

L'OBLITÉRATION COMPLÈTE

DU

COL DE L'UTÉRUS

DE

L'OBLITÉRATION COMPLÈTE

DU COL DE L'UTÉRUS

CHEZ LA FEMME ENCEINTE

ET DE

L'OPÉRATION QU'ELLE RÉCLAME

PAR

Le Dr DEPAUL

Professeur agrégé à la Faculté de médecine,
Membre de l'Académie impériale de médecine et de la Société de chirurgie,
Chirurgien des hôpitaux, etc.

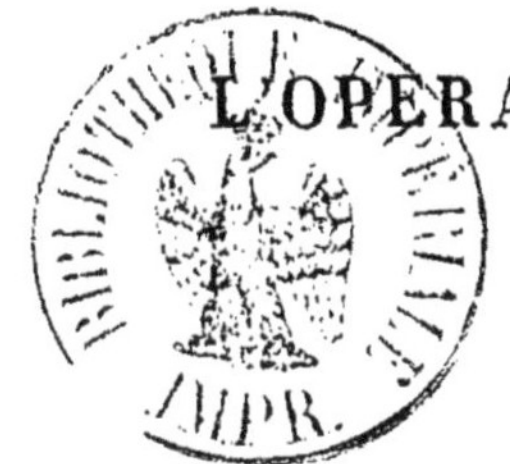

PARIS
IMPRIMERIE A. HENRY NOBLET,
30, RUE DU BAC, 30,

1860

DE

L'OBLITÉRATION COMPLÈTE

DU COL DE L'UTÉRUS

CHEZ LA FEMME ENCEINTE

ET DE

L'OPÉRATION QU'ELLE RÉCLAME

Le titre que je mets en tête de ce travail indique que je n'entends m'occuper que de l'oblitération *complète* du col, c'est-à-dire des cas où toute communication de la cavitéutérine avec le vagin a disparu chez la femme enceinte. Quand on a étudié tout ce quia été écritsur cet état pathologique, qui peut se produire pendant la grossesse, on est frappé de la presque unanimité des doutes que les auteurs élèvent sur l'authenticité des observations qui ont été produites. Ils ne nient pas d'une manière absolue la possibilité d'un pareil état; mais, sans rejeter toutes les observations, ils sont très-disposés à réduire à un très-petit nombre celles qui leur paraissent concluantes, et attribuent surtout à des déviations du col l'impossibilité dans laquelle on s'est trouvé d'arriver jusqu'à l'orifice. Le hasard m'ayant fait rencontrer dans ma pratique trois cas dans lesquels une *soudure complète* s'était produite pendant la gestation, j'ai pensé qu'il ne serait pas sans intérêt de les faire connaître, de les rapprocher de quelques-uns de ceux qui existent dans les annales de la science et d'y puiser, au point de vue de l'étiologie, du diagnostic et de la thérapeutique, quelques considérations qui ne seront pas, j'espère, sans utilité pour les médecins qui se trouveront plus tard en présence de cas semblables.

PREMIÈRE OBSERVATION.

Oblitération complète de l'orifice externe du col de l'utérus chez une femme dont la grossesse était arrivée à terme. — Hystérotomie, puis céphalotripsie nécessitée par un vice de conformation du bassin. — Guérison.

Le 15 août 1855, M. le docteur A. Remondet me fit demander en consultation rue Sainte-Marguerite, n° 35, auprès de madame L..., qui était en travail depuis deux jours et chez laquelle existait un rétrécissement notable du bassin. En arrivant chez cette dame, je la reconnus pour l'avoir déjà assistée, deux ou trois ans auparavant, dans un autre accouchement qui avait été fort long et fort pénible ; elle recevait alors les soins du docteur Destrem, qui, après avoir fait inutilement plusieurs applications de forceps, me fit intervenir.

La dilatation était complète, mais la tête très-élevée était retenue au-dessus du détroit supérieur par un rétrécissement antéro-postérieur notable. Je ne trouvai au diamètre sacro-pubien que 8 centimètres 1/2.

Cette femme était d'une forte constitution, mais portait sur les membres des traces évidentes d'un rachitisme ancien. Après avoir moi-même essayé inutilement des forceps ordinaires, je pratiquai la perforation du crâne, j'appliquai le céphalotribe, et sans rencontrer de très-grandes difficultés, je fis l'extraction d'un enfant volumineux. Les suites de couches furent naturelles. Depuis, je n'avais plus entendu parler de cette dame jusqu'au jour où je fus appelé près d'elle par le docteur A. Remondet. Ainsi que je l'ai déjà dit, elle souffrait depuis deux jours. J'appris aussi que depuis son dernier accouchement elle s'était bien portée, que les règles s'étaient rétablies régulièrement chaque mois, et que, comme la première fois, elle était très-certainement arrivée au terme régulier de la grossesse.

L'ayant examinée, je constatai de nouveau le vice de conformation du bassin et la présence de la tête qui n'était nullement engagée dans l'excavation. Je promenai mon doigt dans tous les sens sur la partie de l'utérus, qui était directement accessible par le vagin, mais il me fut impossible de trouver aucune fente, aucune dépression, aucun orifice qui indiquât la cavité du col. Je recommençai à plusieurs reprises mes investigations, en parcourant avec mon doigt le cul-de-sac circulaire du vagin, et je demeurai convaincu qu'il y avait oblitération complète de l'orifice externe. Je fis part de cette circonstance à M. le docteur Remondet, qui examina de son côté et qui en constata la réalité. Pour plus de certitude, nous appliquâmes le spéculum, qui permit de confirmer le résultat du premier examen et nous laissa voir toute la portion vaginale de l'utérus, sur laquelle il n'existait ni dépression ni ouverture. La couleur des parties était uniformément rouge. Jusque-là, il ne s'était écoulé ni eau, ni sang, ni mucosités filantes. Le vagin était même d'une sécheresse insolite. Comme la circulation fœtale n'avait subi aucun trouble qui pût inspirer des inquiétudes, et que d'un autre côté l'état de la mère était excellent, nous décidâmes qu'il convenait d'attendre encore et de faire une part aussi large que possible aux efforts naturels.

Le lendemain 16 août, je vis deux fois madame L... avec mon confrère, et quoique les contractions et les douleurs ne se fussent pas ralenties, les choses étaient restées dans le même état. La portion de l'utérus qui faisait saillie dans le vagin était complétement imperforée. Elle se tendait pendant la contraction et devenait plus molle dans l'intervalle des douleurs.

La double complication de l'oblitération et du rétrécissement du bassin donnait a ce cas assez de gravité pour qu'il me parût nécessaire de réclamer l'avis de M. le professeur Paul Dubois. J'étais d'ailleurs bien aise de lui faire constater le premier de ces deux états, qui a été considéré comme très-rare et même nié par des auteurs d'un grand mérite.

En conséquence, il fut appelé en consultation et se rendit auprès de la malade le 17 août, à 11 heures 1/2 du matin. Il y avait alors plus de quatre jours que les contractions utérines se succédaient; l'état général était moins bon, la peau était chaude, il y avait de la fièvre et un peu de céphalalgie. Après avoir attentivement examiné avec le doigt la portion vaginale de l'utérus, après avoir appliqué le spéculum et cherché une ouverture quelconque conduisant dans la matrice, M. Dubois, qui de prime abord avait exprimé quelques doutes, reconnut que l'oblitération était complète et approuva le projet auquel je m'étais arrêté et dont l'exécution devait se réaliser par la création, avec le bistouri, d'une ouverture au centre de la portion de la matrice qui proéminait à la partie supérieure du vagin.

M. A. Remondet m'ayant chargé du soin de faire cette opération, voici comment je la pratiquai, quelques heures après notre consultation. La malade fut placée sur le bord d'un lit suffisamment élevé, les cuisses écartées et maintenues par des aides. Je conduisis sur les doigts de la main gauche, préalablement introduits dans le vagin, un long bistouri à lame convexe, dont le tranchant avait été entouré d'un linge jusqu'à un centimètre de son extrémité. Puis, je le fis agir par un mouvement transversal sur la partie centrale de la tumeur, en me tenant à égale distance des insertions antérieure et postérieure du vagin. Il m'avait déjà semblé, dans mes examens antérieurs, qu'en ce point la paroi utérine avait un peu moins d'épaisseur, et que c'était là, probablement, qu'avait existé autrefois l'orifice du col, maintenant soudé. Je procédai avec lenteur, pour ne pas intéresser la tête, qui était très-près. Je sentis que je divisais un tissu assez résistant et qui avait plusieurs millimètres d'épaisseur, et je ne tardai pas à être averti que j'étais dans la cavité utérine, par l'écoulement d'une certaine quantité de liquide amniotique. Je pris alors un long bistouri boutonné, courbé sur le bord en forme de petite faux; je le fis pénétrer dans l'ouverture transversale, qui avait environ un centimètre, et je débridai à droite et à gauche dans une étendue à peu près égale. Je pratiquai un troisième débridement en arrière, et, en très-peu de temps, j'obtins une dilatation considérable. Après avoir attendu quelque temps, voyant l'état de la mère s'aggraver, je tentai une application de forceps ordinaire. L'introduction des branches fut faite sans difficulté; mais, malgré de très-fortes tractions, longtemps continuées, il me fut impossible d'engager la tête dans l'excavation pelvienne.

L'écoulement d'une certaine quantité de méconium, et des troubles profonds survenus dans la circulation fœtale m'ayant donné la certitude que la vie de l'enfant était très-sérieusement compromise, je me décidai à perforer le crâne et à me servir du céphalotribe. Cette double opération ne présenta rien de particulier et me permit de délivrer assez promptement la femme.

M. le docteur A. Remondet continua à lui donner ses soins, et j'ai appris de lui qu'elle s'était rétablie sans éprouver aucun accident sérieux. Elle vint me voir chez moi quelques semaines après, elle ne se plaignait que d'un peu d'incontinence d'urine. Les règles s'étaient rétablies. Je pratiquai le toucher, et je pus constater que, dans le point où j'avais incisé l'utérus, existait un petit mamelon irrégulier au centre duquel se trouvait une ouverture à bords un peu durs, et qui admettait difficilement l'extrémité du doigt.

Ce cas d'oblitération complète du col est le premier qui se soit offert à mon observation. Aussi ai-je à peine besoin de dire combien il m'intéressa, et avec quel soin je procédai, à diverses reprises, à une exploration attentive. Je n'ai pu conserver aucun doute sur la réalité de la soudure complète de l'orifice externe. Les recherches faites avec le doigt, l'examen au spéculum, l'absence de toute espèce d'écoulement, après plus de quatre jours de contractions utérines énergiques, donnent, je crois, à mon diagnostic toute la certitude désirable. On n'oubliera pas, d'ailleurs, qu'il a été confirmé par **M. Remondet** et par **M. Paul Dubois**.

2e OBSERVATION.

Femme enceinte de sept mois environ. — Vomissements opiniâtres. — Accouchement provoqué. — Oblitération complète de l'orifice interne du col. — Hystérotomie. — Autopsie. — Cancer du pylore.

Je dois à l'obligeance de M. le professeur Trousseau, qui voulut bien me demander mon avis sur cette femme, et qui plus tard la confia à mes soins, d'avoir pu recueillir la seconde observation qu'on va lire. De son côté M. le docteur Beylard, chef de clinique à l'Hôtel-Dieu, m'a remis des notes détaillées qui, avec les miennes, m'ont permis de reproduire ce fait d'une manière complète.

La nommée Julie K...., âgée de 26 ans, entra à l'Hôtel-Dieu le 15 septembre 1855, pour s'y faire traiter de vomissements presque continuels qu'elle éprouvait depuis longtemps, et fut couchée au n° 11 de la salle Saint-Bernard.

Cette femme, d'une taille moyenne, blonde et d'une constitution assez délicate, avait été réglée pour la première fois à l'âge de 14 ans. A 18 ans, première grossesse qui se termina par une fausse couche à deux mois. La santé se rétablit promptement, et peu de temps après survint une seconde grossesse qui suivit une marche régulière, et qui cette fois se termina à terme et spontanément par la naissance d'un enfant vivant. Je crois devoir signaler qu'elle n'avait éprouvé ni nausées ni vomissements. Elle put allaiter son enfant jusqu'au dixième mois; mais à cette époque, fatiguée et épuisée, elle dut le sevrer. Depuis ce moment sa santé se rétablit, et pendant près de six ans elle se porta assez bien. Toutefois elle fut atteinte d'une ulcération du col de l'utérus, pour laquelle on dut pratiquer plusieurs cautérisations avec le nitrate d'argent. Sous l'influence de ce traitement elle guérit complétement et ne se plaignit de rien jusque vers la fin de 1854. Alors elle commença à vomir tous les deux jours, et peu de temps après les repas, une petite quantité des aliments qu'elle prenait. Jusque-là elle avait eu ses règles tous les mois. Une dernière époque qui n'offrit rien de particulier eut lieu le 10 mars 1855. A partir de cette dernière apparition des règles, les vomissements devinrent plus fréquents et plus abondants. Ils se renouvelèrent deux et trois fois par jour. Ils consistèrent surtout en matières alimentaires qui, selon l'expression de la malade, exhalaient une odeur acide très-prononcée. Sous leur influence, il survint de l'amaigrissement qui fit de rapides progrès, et bientôt dépérissant chaque jour et ne pouvant plus rien faire, elle se décida à entrer à la clinique d'accouchement de la faculté le 21 août 1855. Elle était alors enceinte d'environ cinq mois. Elle séjourna dans cet établissement jusqu'au 9 septembre suivant. Là on employa successivement l'eau de seltz, la glace, la potion de Rivière, l'eau de Vichy. Au dire de la malade, ce dernier médicament aurait arrêté les vomissements pendant quelques jours ; mais ils ne tardèrent pas à se reproduire avec la même intensité.

Du 9 au 15 septembre, époque à laquelle elle entra à l'Hôtel-Dieu, cette femme resta chez elle, éprouvant toujours les mêmes accidents et ne prenant pour toute nourriture que de la semoule de gluten.

Voici maintenant ce qui fut constaté à la clinique de l'Hôtel-Dieu le 16 septembre: Amaigrissement et faiblesse portés à un degré extrème, vomissements fréquents, grossesse rendue évidente par les mouvements actifs du fœtus et par l'audition facile des battements de cœur de l'enfant. On calcula qu'elle était au commencement du septième mois.

La poitrine fut examinée et jugée saine. Il n'y avait ni toux ni expectoration. Aucun bruit anormal à l'auscultation. La percussion permit toutefois de constater une très-légère matité au-dessous de la clavicule droite.

M. Trousseau prescrivit de porter sur le col utérin un petit tampon de coton enduit d'extrait de belladone. On donna une portion d'aliments.

17 septembre. Deux vomissements ont eu lieu; la malade accuse une grande constipation. On continue l'extrait de belladone sur le col, et on fait prendre un lavement avec addition de 100 grammes de miel de mercuriale.

19 septembre. Un seul vomissement, mais pas de garde-robe. Il y a une grande sécheresse à la gorge et de la céphalalgie. Les pupilles sont dilatées. On continue l'extrait de belladone et on donne 1 gramme de jalap en poudre et 10 centigrammes de calomel à prendre en deux pilules.

20 septembre. Un vomissement; pas de selle. Lavement au séné, extrait de belladone.

21 septembre. — Le lavement a produit son effet. Il y a eu un vomissement. On continue l'application locale de l'extrait de belladone.

22 septembre. Plusieurs vomissements; faiblesse et fatigue considérables,
céphalalgie, fièvre. Traitement : extrait de belladone et trois cuillerées à
café de rhum à prendre dans la journée.

23, 24 et 25. Même état et même traitement.

26 septembre. M. Trousseau, convaincu que les vomissements de cette
femme se liaient à son état de grossesse, pensa que l'avortement provoqué
était le seul moyen de la soustraire à une mort imminente. Cependant, avant
de s'arrêter à un parti aussi grave, il crut devoir prendre l'avis de plusieurs
de ses collègues de l'Hôtel-Dieu, et il voulut bien réclamer le mien. En
conséquence, MM. Legroux, Horteloup, Piedagnel, Trousseau et moi nous
réunimes en consultation, et chacun de nous examina la malade avec le
plus grand soin. Tout le monde fut convaincu que les vomissements qui
épuisaient cette femme étaient de la nature de ceux que produit quelquefois
la grossesse, et que la gravité de la situation était telle, qu'il faudrait pro-
chainement prendre un parti. Un peu de matité qui existait au-dessous de
la clavicule droite fit croire à l'un des consultants qu'il y avait probablement
des tubercules au sommet du poumon de ce côté ; mais cette opinion ne fut
pas généralement partagée.

Spécialement chargé de me prononcer sur l'opportunité de la provocation de l'accouchement, j'émis l'opinion que ce serait la ressource extrême
à laquelle il faudrait sans doute recourir ; mais il me sembla que le danger
n'était pas encore assez imminent pour qu'on ne pût pas retarder de quelques jours. Je fis valoir en outre que cette temporisation, qui me semblait
compatible avec les intérêts de la mère, rendait la viabilité de l'enfant plus
assurée. Cette manière de voir fut acceptée par tous les confrères présents,
et il fut décidé qu'on ajournerait toute intervention à un peu plus tard.

27 septembre. M. Trousseau, voulant savoir à quoi s'en tenir sur l'état de
la poitrine, examine la malade sous ce rapport, et malgré l'opinion émise par
l'un de ses collègues dans la consultation de la veille, il déclare que pour
lui il ne trouve aucune trace de tuberculisation.

Traitement. — Matin et soir, un lavement contenant un œuf cru. Un mé-
lange de hachis de bœuf cru et de quatre grammes de charbon de Belloc à
prendre par bols dans du bouillon. Continuation du rhum.

28 septembre. Plusieurs vomissements.

29 septembre. Un vomissement. On continue les œufs crus en lavement
et le rhum. On fait avaler des fragments de glace.

30 septembre. Pas de vomissements. Même traitement.

1er octobre. On supprime le rhum.

Les 2, 3, 4 et 5. Pas de vomissements. On continue la viande crue, on
donne des bouillons et du vin.

Le 6 et le 7. Un seul vomissement.

Le 8. Il y a eu un vomissement, et, de plus, on constate, pour la première fois, des roideurs dans les membres supérieurs. Les doigts sont con-
tracturés. (Même traitement.)

Le 9 et le 10. Pas de vomissements, mais persistance des contractures. Dans la soirée de ce dernier jour quelques contractions utérines douloureuses se produisent et font croire à un commencement de travail.

Le 11, au moment de la visite, on trouve la malade dans une stupeur complète; mais quelques instants après elle est prise de convulsions dans les muscles de la face et des membres supérieurs. M. Trousseau, qui n'avait pas encore quitté la salle, reconnaît une attaque d'éclampsie. M. le docteur Beylard pratique le toucher vaginal et constate que le col est peu long,|mais qu'il n'a pas encore subi de dilatation. On reconnaît d'ailleurs que l'enfant n'a pas cessé de vivre.

En présence de cette nouvelle complication, M. Trousseau pensa que le moment d'agir était venu. Il m'écrivit alors et me demanda de prendre la direction de cette malade, qu'il confia entièrement à mes soins. Je la vis dans la matinée et pus constater que son état n'avait fait que s'aggraver. La maigreur et la faiblesse étaient portées à un degré extrême. Le pouls était filiforme et d'une grande fréquence. Les convulsions ne s'étaient pas reproduites. Les facultés intellectuelles et sensoriales étaient complètes, et cette pauvre femme se disait prête à se laisser faire tout ce qui pourrait la soustraire à une mort qu'elle sentait prochaine.

Quelques heures étant nécessaires pour préparer ce qui était indispensable pour provoquer l'accouchement prématuré, je donnai rendez-vous à quelques médecins, aux internes de l'hôpital et à de nombreux élèves qui avaient été attirés par la rareté du cas, pour deux heures. J'avais décidé que je mettrais en usage les douches utérines. Le chef de clinique de M. Trousseau, le docteur Beylard, disposa tout ce dont j'avais besoin, et à l'heure convenue je revins à l'Hôtel-Dieu. Tout était prêt pour l'administration des douches. La malade fut placée sur le bord d'un lit convenablement préparé. Avant d'introduire la canule qui devait transmettre le liquide, je crus nécessaire de constater l'état du col, et mon étonnement fut grand quand je reconnus que l'orifice *interne* était complétement oblitéré. Voici quel était l'état des parties.

Le col, situé assez bas et à peu près au centre du bassin, formait dans le vagin une saillie de 8 à 10 millimètres tout ou plus. Son orifice externe était béant et aurait admis sans peine l'extrémité de deux doigts. L'indicateur introduit dans cette cavité était arrêté à un centimètre de profondeur par une cloison transversale épaisse et résistante, qui obstruait complétement le col en ce point. On ne sentait ni pertuis ni dépression qui pût donner l'idée d'une communication quelconque entre la cavité du col et celle du corps. Une sonde utérine fut substituée au doigt et poussée dans toutes les directions, mais elle ne put franchir l'obstacle. Il en fut de même d'un stylet beaucoup plus fin. Après avoir renouvelé plusieurs fois toutes ces tentatives et toujours avec le même résultat, je priai M. le docteur Beylard et plusieurs des assistants d'examiner a leur tour, ce qu'ils firent avec grand soin, et tous purent constater l'oblitération complète de l'orifice interne.

Quoiqu'il ne restât aucun doute dans mon esprit, voulant donner à ce cas rare toute l'authenticité possible, j'appliquai le spéculum et, après avoir engagé le col dans l'instrument, il devint facile, en poussant un peu fort vers le segment inférieur de l'utérus, d'entr'ouvrir l'orifice externe, de mettre à découvert la cloison dont j'ai parlé et de constater que non-seulement elle était adhérente dans tout son pourtour, mais encore qu'elle ne présentait d'orifice dans aucun point de son étendue. Je fis voir cela à plusieurs des assistants. J'essayai de nouveau de trouver un passage avec un stylet, mais ce fut en vain. La démonstration me parut aussi complète que possible.

Une pareille constatation devait naturellement me faire renoncer à la provocation de l'accouchement à l'aide des douches utérines. La première indication à remplir était de faire disparaître l'obstacle qui avait oblitéré l'orifice interne, et, vu la gravité des circonstances, je pris immédiatement mon parti.

Voici comment j'opérai.

Je retirai le spéculum et je conduisis avec les doigts de la main gauche l'extrémité de longs ciseaux courbes, que j'avais à ma disposition, jusque sur l'obstacle ; puis, les écartant légèrement, je cherchai à petits coups à entamer la cloison accidentelle. Cela se fit sans peine, quoiqu'elle eût une certaine épaisseur. Prenant alors un bistouri boutonné ordinaire que j'avais à ma disposition, je l'introduisis dans l'ouverture que j'avais pratiquée et je débridai dans une petite étendue à droite et à gauche. Puis je rompis les membranes et je fis écouler une assez grande quantité de liquide amniotique. Je reconnus que la tête de l'enfant se présentait ; mais l'orifice étant encore étroit et rigide, j'introduisis de nouveau le bistouri boutonné et je débridai en arrière. Le col s'entr'ouvrit aussitôt et offrit le diamètre d'une pièce de deux francs.

Les choses étant dans cet état, il me parut convenable d'attendre et de laisser aux contractions utérines qui s'étaient déclarées pendant l'opération, le soin d'avancer le travail. Je fis remettre la malade dans son lit et je promis de revenir la voir vers le soir. Je revins en effet à sept heures. La dilatation était devenue assez grande pour que la tête eût presque entièrement franchi le col. Ayant égard à l'état de faiblesse de la malade et à quelques nouveaux mouvements convulsifs qui s'étaient produits, je fis une application de forceps, et je pus sans aucune difficulté et très-promptement extraire un enfant vivant qui paraissait bien avoir sept mois révolus. La délivrance fut naturelle. En somme, cet accouchement ne donna lieu qu'à des douleurs très-modérées et la quantité de sang perdue fut très-peu considérable.

Tout étant terminé, la malade fut reportée dans son lit, le pouls avait repris un peu de force et elle paraissait mieux. On prescrivit des cataplasmes sinapisés appliqués successivement aux pieds et aux mains, et une potion cordiale.

12 octobre. Pendant la nuit il y eut quelques nouveaux mouvements convulsifs. Au moment de la visite on constate une pâleur extrême du visage et un grand état de stupeur. Les traits sont altérés, le pouls petit, très-faible et très-fréquent.

On prescrit un lait de poule et un peu de vin de Bagnols.

13 octobre. Les accès convulsifs se sont beaucoup rapprochés et sont devenus beaucoup plus intenses. On prescrit un vésicatoire à la nuque et un à chaque mollet. Mais la mort survient à trois heures du soir, au milieu de très-fortes convulsions.

L'enfant, qui pendant les deux premiers jours, avait pu prendre un peu de lait, s'affaiblit très-rapidement et succomba le 14 octobre.

A l'autopsie de la femme, les poumons furent trouvés parfaitement sains. Il en fut de même du cerveau. Mais, chose qui étonna beaucoup, car elle n'avait pas été soupçonnée pendant la vie, on rencontra un cancer du pylore, et l'on eut alors la véritable explication de ces vomissements opiniâtres que la coïncidence d'une grossesse avait permis de lui rapporter.

Quant à l'utérus, on retrouva sur son col les traces des trois incisions qui ont été pratiquées. Mais si on n'eût connu les détails mentionnés plus haut à l'égard de l'occlusion de l'orifice interne, on eût difficilement soupçonné qu'un obstacle de cette nature avait existé.

Cette seconde observation me paraît aussi concluante que la première, quant à l'existence de l'occlusion complète du col ; mais elle offre un intérêt tout particulier, en ce sens qu'elle est peut-être le premier exemple d'oblitération de *l'orifice interne* observé chez la femme enceinte. Elle est curieuse encore par la coïncidence d'une grossesse et d'une altération organique de l'estomac, circonstance qui explique comment on attribua au premier de ces états des vomissements incoercibles, qui, selon toutes les probabilités, avaient leur point de départ dans le second.

3e OBSERVATION.

Oblitération de l'orifice externe du col de l'utérus chez une femme parvenue au terme d'une première grossesse. — Hystérotomie, — Extraction d'un enfant vivant. — Guérison de la mère.

Le fait suivant, tout aussi incontestable, à mon avis, diffère des deux précédents parce qu'il se rapporte à une jeune femme qui était enceinte pour la première fois, et qui, n'ayant jamais eu d'affection utérine, n'avait été soumise à aucune cautérisation du col.

Madame A. B..., née en Autriche, âgée de 27 ans, blonde et d'un tempérament un peu lymphatique, s'était toujours bien portée jusque il y a un an, époque à laquelle elle contracta un rhumatisme articulaire aigu des plus intenses et qui réclama un traitement très-actif. Depuis cette époque, elle est demeurée un peu chloro-anémique et a dû être soumise à un ré-gime fortifiant et à des préparations ferrugineuses variées.

Les règles avaient paru pour la première fois à l'âge de treize ans, et depuis elles s'étaient reproduites régulièrement et sans douleur tous les mois. Le sang coulait assez abondamment pendant cinq ou six jours. Elle n'avait jamais eu de pertes blanches.

Elle se maria au commencement de l'année 1858, et devint enceinte dans le courant du mois de mai. Elle eut ses règles pour la dernière fois le 15 mai de cette même année. Elles durèrent six jours. Une semaine après, ce qui ne lui était jamais arrivé, un peu de sang reparut pendant près de vingt-quatre heures. Mais, depuis ce moment, la menstruation fut définitivement suspendue. L'état de grossesse se dessina petit à petit, mais ne fut pas même compliqué par les accidents ordinaires; elle n'éprouva ni nausées ni vomissements, et prit de l'embonpoint.

Je la vis plusieurs fois dans les derniers mois de sa grossesse, avec le docteur Beyran, qui était le médecin ordinaire de la famille, et qui m'avait désigné pour lui donner des soins au moment de l'accouchement. D'après nos calculs et les siens, elle devait accoucher du 20 au 25 février 1859.

Le 18 de ce mois on vint me chercher en toute hâte, à minuit, et quand j'arrivai près d'elle, j'appris qu'elle souffrait déjà depuis deux heures. Cependant aucun liquide ne s'était écoulé par le vagin. J'attendis quelques instants avant de l'examiner, et je pus m'assurer, en palpant le ventre, que l'utérus se contractait toutes les quatre ou cinq minutes. Ces contractions produisaient d'assez vives douleurs. Ayant pratiqué le toucher pour m'assurer de l'état du col, que je m'attendais à trouver déjà un peu dilaté, je fis de vaines recherches pour rencontrer son orifice. Comme cette dame était debout, je la fis coucher, espérant le découvrir plus facilement, mais je ne fus pas plus heureux, et cependant je parcourais sans peine toute la portion de l'utérus qui était au-dessous de l'insertion du vagin, dont je touchais tous les points. Déjà il ne fut plus douteux pour moi, qui avais mis dans cette exploration tout le soin nécessaire, que le col utérin était oblitéré, et j'étais parfaitement sûr de ne pas m'en laisser imposer par une situation normale et très-élevée de son orifice. Une circonstance particulière d'ailleurs donnait à mon opinion toute la certitude désirable. Un peu en arrière du point culminant de la portion globuleuse de l'utérus qui proéminait dans le vagin, on sentait une légère saillie dirigée transversalement, qui me parut être le rudiment de la lèvre antérieure. A cette saillie se trouvait solidement soudée la lèvre postérieure, qui, elle, ne formait aucun relief appréciable. A part cette petite inégalité, la tumeur, derrière laquelle on sentait très-manifestement la tête de l'enfant, était parfaitement lisse et arrondie, et me parut offrir dans tous ses points une épaisseur à peu près égale.

Je crus inutile d'informer encore la famille de l'état particulier que j'avais constaté et de la nécessité qu'il y aurait de faire plus tard une opération. Je restai auprès de madame A. B., qui ne se douta de rien, et je me promis dès le lendemain matin d'appeler le docteur Beyran, pour le mettre au courant de la gravité de la situation et convenir avec lui du parti que nous aurions à prendre. Le travail continua sans interruption jusqu'à quatre heures du matin; mais à partir de ce moment les douleurs devinrent moins fortes et moins fréquentes, et bientôt elles se suspendirent tout à fait. La malade s'endormit; je la quittai à cinq heures du matin, et il fut convenu que je la reverrais, quelques heures après, avec M. Beyran.

Nous nous réunîmes en effet à neuf heures et demi du matin, le 19.

Après avoir fait connaître à mon confrère le sujet de mes inquiétudes et m'être assuré de nouveau que l'état des parties était le même, je le priai d'examiner à son tour. Il le fit avec grand soin et confirma mon diagnostic sous tous les rapports. Je prévins alors le mari et le priai de m'adjoindre un autre confrère ; mais il s'y refusa en me déclarant qu'il avait en moi toute confiance, et qu'il me laissait libre de faire tout ce que je croirais utile dans l'intérêt de sa femme.

Comme le travail s'était complétement arrêté, et que l'état de la malade n'inspirait aucune inquiétude, j'attendis en lui recommandant seulement de garder la chambre. Rien d'extraordinaire ne se produisit pendant trois jours; il y eut seulement, à différentes reprises, quelques contractions utérines peu énergiques qui ne tardèrent pas à se calmer.

Le 23, le travail de l'accouchement parut de nouveau s'établir très-franchement, et pendant près de cinq heures des contractions utérines fortes et douloureuses se succédèrent toutes les trois ou quatre minutes, sans modifier en rien l'état de la portion vaginale de l'utérus. Il ne s'était écoulé ni eau, ni sang, ni glaires sanguinolentes. J'appliquai le spéculum et mis à nu la portion vaginale de l'utérus. Elle représentait une tumeur arrondie, d'un rouge foncé et sans autre inégalité que celle dont j'ai parlé, et qui avait été constatée avec le doigt. Je me disposais à agir et à pratiquer l'hystérotomie, lorsque de nouveau le calme revint et les douleurs disparurent complétement. Pendant trois jours encore madame A. B... put se lever, marcher dans son appartement, manger et dormir comme d'habitude, et elle n'éprouva que de loin en loin quelques contractions assez faibles pour qu'elle reconnût que le moment n'était pas encore arrivé. Il est bien entendu que je m'étais, à différentes reprises, assuré de l'état de l'enfant, et que j'avais constaté qu'il n'avait nullement souffert.

Enfin, le 25 février, la nature fit une nouvelle tentative sérieuse, et des contractions encore plus énergiques que celles dont j'ai parlé se produisirent vers dix heures du soir.

Je fus prévenu et j'arrivai bientôt près de la malade. Elle paraissait en proie à une vive agitation et se plaignait de souffrir beaucoup dans le ventre et dans les reins toutes les deux ou trois minutes. Pendant ce temps l'utérus devenait très-dur; la portion vaginale se tendait aussi ; mais aucune ouverture ne s'était produite et il ne s'écoulait aucun liquide. Je laissai les contractions utérines, qui ne se ralentirent pas, s'exercer jusqu'à une heure du matin ; mais alors, témoin de leur impuissance et craignant de voir se produire des convulsions ou une rupture de la matrice, il me sembla que le moment était venu d'intervenir. Madame A. B... fut prévenue par moi de la nécessité d'une opération, et elle s'y soumit avec la plus complète résignation. Après l'avoir convenablement placée sur le bord d'un lit élevé, je conduisis un long bistouri convexe sur la tumeur utérine saillante dans le vagin. Avec les doigts de la main gauche j'en dirigeai la pointe en arrière de la légère saillie que j'ai dit appartenir à la lèvre antérieure, et par des mouvements convenablement imprimés j'entamai petit à petit le tissu de l'organe. Je sentis très-distinctement que je divisais une paroi qui avait plusieurs millimètres d'épaisseur. Il s'écoula d'abord une très-petite quantité de sang pur, puis apparut le liquide amniotique avec peu d'abondance, la tête s'étant appliquée sur la petite ouverture que j'avais pratiquée. Un second bistouri boutonné à manche fixe, concave et tranchant sur l'un de ses bords me servit ensuite à débrider à droite et à gauche dans l'étendue d'un centimètre environ. Je fis un troisième débridement en arrière, et presque immédiatement j'obtins une ouverture assez régulièrement arrondie, dont le diamètre était à peu près celui d'une pièce de cinq francs. Ces diverses incisions ne donnèrent lieu à aucune douleur et ne furent suivies que d'un écoulement de sang tout à fait insignifiant. La tête descendit davantage dans l'excavation et vint s'appliquer contre cet orifice artificiel. J'attendis ensuite et je laissai aux contractions utérines, qui ne s'interrompirent pas, le soin de compléter ce que j'avais commencé. Cependant la dilatation marcha lentement, et quatre heures après, trouvant le pourtour de l'ouverture très-résistant, j'agrandis un peu mes premières incisions. A partir de ce moment la dilatation fit des progrès plus rapides, et, vers midi, elle était suffisamment grande pour qu'il me fût possible de terminer l'accouchement par une application de forceps. Elle eut pour résultat la naissance d'un enfant du sexe féminin, parfaitement vivant et d'un volume assez considérable, car il pesait près de neuf livres. La délivrance ne présenta rien de particulier. Les suites de couches ont été aussi simples que possible, et la mère a pu nourrir elle-même avec grand succès jusqu'à onze mois environ.

Curieux de suivre les modifications qui se produiraient ultérieurement dans le segment inférieur de l'utérus, je ne négligeai pas de pratiquer le toucher à différentes reprises. Déjà, dès le second jour, une espèce de portion vaginale du col s'était reconstituée, et il existait au centre une large ouverture à parois molles qui aurait facilement permis l'introduction de trois doigts. Le cul de sac vaginal existait et pouvait être suivi dans toute sa circonférence. Comme dans l'état normal, le col était légèrement incliné en arrière. La paroi antérieure de cet orifice, c'est-à-dire la lèvre antérieure, descendait un peu plus bas que la postérieure. Les jours suivants l'ouverture parut diminuer, les lèvres s'amincirent et devinrent plus fermes.

Au bout de six semaines, je priai le docteur Beyran de se joindre à moi pour faire un dernier examen. Tout écoulement avait cessé, et madame A. B. se levait et marchait déjà depuis plusieurs jours. Nous trouvâmes au fond du vagin une saillie légèrement conique à sommet libre, ayant en avant dix à douze millimètres, et un peu moins en arrière; il était évident que la lèvre antérieure avait conservé sa prédominance. La consistance était à peu près celle du col de l'utérus d'une femme hors l'état de grossesse. Un orifice externe parfaitement dessiné existait; il était arrondi et assez grand pour admettre l'extrémité des doigts; mais on sentait manifestement la cavité se rétrécir en haut du côté de l'orifice interne, qui s'était reconstitué.

Huit mois après l'accouchement, malgré l'allaitement, la menstruation se rétablit sans aucune difficulté. Elle eut encore lieu une fois un mois après. Depuis, rien n'a reparu. Mais il est vrai de dire que les symptômes d'une nouvelle grossesse ne tardèrent pas à se manifester, et je fus obligé de faire sevrer la petite fille. Aujourd'hui, madame A. B... est enceinte d'environ cinq mois. Son col, que j'ai examiné, est parfaitement perméable, et tout me fait espérer qu'aucune difficulté pareille à celle du premier accouchement ne se présentera cette fois.

Les faits de la nature de ceux qu'il m'a été donné de recueillir et que je viens de faire connaître, sont assez rares pour qu'il ne soit pas sans intérêt de rappeler ici quelques-uns de ceux qui existent déjà dans la science.

4e OBSERVATION.

Thomas Simson a publié l'observation suivante dans les *Essais médicaux de la Société d'Edimbourg*, v. III, art. 19. Elle a été reproduite dans l'ouvrage de Smellic, t. III, page 67 (1765).

Elle est intitulée : « *Femme enceinte dont les parois de la matrice étaient collées ensemble.* » Je me contenterai de la résumer et d'en faire connaître les points importants.

Une femme de 40 ans, atteinte d'un vice de conformation du bassin, devint enceinte pour la première fois. Elle était en travail depuis quatre jours lorsque Thomas Simson fut appelé près d'elle. Pour la délivrer il dut perforer le crâne, et malgré cela il éprouva de grandes difficultés pour extraire l'enfant. Les organes de la génération furent longtemps le siége d'une abondante suppuration. Cependant, au bout de trois mois environ, elle devint enceinte pour la deuxième fois. Le travail qui se déclara à terme durait depuis deux jours lorsque Thomas Simson fut appelé par la sage-femme, qui lui dit que le col était encore fermé. Cinq ou six heures après, il constata non-seulement que le col de la matrice ne s'était pas dilaté, mais encore « que ses parois étaient collées l'une contre l'autre, sans qu'il restât le moindre vestige de passage. » Le docteur Haddow fut demandé en consultation et constata qu'il en était réellement ainsi.

Il fut décidé qu'on pratiquerait une incision. Après avoir écarté les parois du vagin avec deux morceaux de bois aplatis, il fut facile de voir distinctement la cicatrice des parties qui s'étaient unies. « Une incision d'au moins un demi-pouce de profondeur devint nécessaire avant d'avoir percé de part en part la substance de cette ouverture. Je sentis la tête de l'enfant et je m'aperçus que cette circonférence de la plaie était dure comme un cartilage, et comme elle ne cédait nullement à plusieurs efforts que fit la malade après l'incision, je fus obligé de conduire sur mes doigts un petit bistouri étroit pour faire plusieurs incisions à cet anneau cartilagineux. » Il ne s'écoula pas de sang. Sous l'influence des contractions, la dilatation augmenta un peu, mais pas assez pour espérer que la tête, dont les os chevauchaient les uns sur les autres cependant, pût franchir seule l'orifice. Il fallut, comme la première fois, ouvrir le crâne. « Dans cet accouchement, il ne s'écoula ni eau ni sang. L'enfant était tout à fait mollasse, et tout son corps était

2

couvert d'une couche plâtreuse et qui nous convainquit qu'il y avait quelque temps qu'il était mort. Le défaut des eaux nous étonna d'abord ; mais je me ressouvins que, dans le temps du travail, la malade nous avait dit qu'elles s'écoulaient, auquel temps, ayant eu la curiosité d'examiner la chose avec attention, je trouvai que ce qu'elle appelait les eaux sortait par l'urèthre qui, extérieurement, était ouvert en trois endroits. Cette observation et quelques autres circonstances me firent croire qu'il y avait quelque communication entre les parties et la matrice, au-dessus de l'os tincœ, par où s'étaient évacuées les eaux. » Des accidents graves survinrent presque aussitôt après l'accouchement, et la malade succomba au bout de 24 heures. On ne put obtenir l'autorisation de faire l'autopsie.

5ᵉ OBSERVATION.

Lauverjat, dans sa *Nouvelle Méthode de pratiquer l'opération césarienne*, rapporte l'observation suivante (p. 159) :

« Le 18 août 1784, la dame Pinard, après avoir parcouru le temps ordinaire de la grossesse, ressentit les douleurs de l'enfantement. Elles étaient si vives qu'elles l'obligeaient à faire les plus violents efforts. Je la vis alors. Elle m'apprit que c'était sa première grossesse, et que depuis ce temps elle souffrait beaucoup en s'asseyant. Cherchant aussitôt à m'assurer de son état, je fus surpris de rencontrer à la vulve une tumeur lisse qui la remplissait, la dépassait et cédait facilement à la pression du doigt, excepté à l'instant de la douleur. Parcourant la tumeur, mon étonnement augmenta en ne rencontrant dans toute la circonférence qu'un cul-de-sac d'un demi-pouce de profondeur au plus, et nulle ouverture qui pût permettre la sortie de l'enfant ; je distinguai la tête à travers les parois de la tumeur. Ce cas extraordinaire me détermina à porter le doigt dans l'anus, pour m'assurer si l'orifice de la matrice ne s'y était point dévié, comme je l'avais déjà vu ; mais cela n'était point. Je mandai plusieurs confrères, qui reconnurent tous ce que j'avais remarqué. Pour nous convaincre, nous crûmes nécessaire de voir les parties. Alors nous distinguâmes une petite déchirure qui n'intéressait qu'une partie de l'épaisseur de l'enveloppe de la tumeur. Je crus que cette déchirure indiquait l'endroit où je devais inciser, s'il en était nécessaire. Les consultants furent de cet avis. J'opérai sur-le-champ. Je glissai ensuite le doigt dans l'ouverture que j'avais faite. Il se trouva dans une cavité dont les parois étaient lisses et humectées. La tête y était contenue. Je ne distinguai aucune trace de col ni d'orifice de la matrice, et j'atteste que j'étais dans sa cavité. Il en sortit, à l'instant de l'opération, une eau bourbeuse ; aussitôt la tête se présenta et franchit l'ouverture que je venais de pratiquer ; sa paroi latérale droite subit une petite dilacération ; le reste du corps de l'enfant ne tarda pas à suivre la tête. Je réintroduisis le doigt dans la cavité que l'enfant venait d'abandonner et je la trouvai telle que je j'ai dit. Le délivre s'offrit à mon doigt, il sortit promptement. Ma main portée dans la loge isolée ne reconnut que la cavité de la matrice, et rien de semblable à son col ni à son orifice, et je suis très-convaincu que j'ai incisé la partie inférieure de ce viscère, qui a subi quelque engorgement et une légère inflammation.

« Du reste, la couche a été franche, et j'ai senti la cicatrice des parois incisées se faire par gradation. Il a cependant resté pendant quelque temps une ouverture suffisante pour l'écoulement des lochies. Deux mois après l'opération, j'ai touché le col et l'orifice de la matrice dans leur état naturel.

« Il est probable que l'impossibilité de toucher l'orifice de la matrice avant l'opération a dépendu de l'obliquité contre nature de ce viscère. Du reste, cette observation et celles citées plus haut convainquent que l'opération césarienne vaginale n'entraînera point de danger après elle. »

Quoique Lauverjat termine son observation par quelques réflexions qui semblent indiquer qu'il a douté lui-même de l'oblitération réelle et complète de l'orifice utérin, je pense que son impression première était fondée et que sa relation contient des détails suffisamment précis pour qu'on puisse ranger ce cas parmi les exemples *d'oblitération complète*. Nous savons aujourd'hui que par l'hystérotomie on peut créer une ouverture qui persistera, qui pourra offrir plus tard les caractères d'un orifice normal sans en excepter la saillie vaginale.

6e OBSERVATION.

Dans la séance du 4 vendémiaire an II, Martin aîné, chirurgien en chef de l'hôpital de la Charité, de Lyon, lut à la Société de médecine une observation ayant pour titre : *Observation césarienne vaginale*. Voici le résumé qu'en a donné Baudelocque, dans un rapport qu'il fit le 6 germinal an II. Ce rapport se trouve consigné dans le t. LII du *Journal général de médecine, de chirurgie et de pharmacie*, pag. 54 et suivantes, année 1815.

« Une femme, dont on ne fait connaître ni l'âge ni la conformation, enceinte pour la première fois et à terme, admise à l'infirmerie de l'hospice de la Charité de Lyon dans le cours de thermidor an VI, y ressentit bientôt après les douleurs de l'enfantement. L'accoucheuse, au bout de quelque temps, voulant juger de l'état du travail, et ne trouvant aucune ouverture au col de la matrice, fit appeler le docteur Martin, qui ne put aussi, malgré ses recherches, en découvrir de traces. Présumant d'abord que la grande déviation de cet orifice en était la cause et que le doigt, dans cet état de choses, était trop court pour y atteindre, comme cela arrive quelquefois dans les cas les plus remarquables d'obliquité, il introduisit toute sa main afin d'en mieux juger, et fut fort étonné de ne le trouver nulle part, mais de rencontrer partout la membrane intérieure du vagin continue avec celle de la portion du globe utérin qui s'avance dans ce canal, ce qui lui fit croire que l'orifice, qu'il avait inutilement cherché, était complétement oblitéré.

« La femme lui apprit qu'elle était parfaitement réglée avant sa grossesse, l'assura, mais avec le ton de l'embarras, qu'elle n'avait rien tenté pour provoquer l'avortement, et qu'en conséquence elle n'avait rien fait qui ait pu donner lieu à l'oblitération de l'orifice utérin depuis l'instant de la conception.

« Un cas de cette espèce et aussi insolite, paraissant de nature à mériter l'attention des praticiens, M. Martin fit appeler les meilleurs de la ville, et tous se persuadèrent, comme lui, qu'il n'y avait ni ouverture, ni vestige d'ouverture à la matrice. Quelques-uns seulement crurent remarquer une légère dépression au lieu où il devait être placé. La matrice, dans le temps de sa contraction, formait, avec le vagin une voûte conique dont la surface, selon l'auteur, n'avait d'autre inégalité que celle que lui imprimait le coude de l'enfant, qu'on sentait distinctement à travers ses parois.

« Les douleurs et les contractions devenant plus fortes, on craignait qu'il ne se fît, au lieu où répondait le coude de l'enfant, une crevasse, dont il était difficile de calculer l'étendue et les conséquences. Il fut arrêté qu'on ferait une incision et qu'on couperait ce qu'on craignait de voir se déchirer. M. Martin introduisit sa main gauche dans le vagin en lui faisant représenter une sorte de gorgeret, et de la main droite il plongea la pointe d'un bistouri au centre de la tumeur formée par la matrice. Il ne fit d'abord qu'une petite incision, dans laquelle il porta de suite l'index de la main qui avait dirigé l'instrument, pour servir de guide à un autre connu sous le nom d'*attrape-lourdeau*, ou *bistouri caché de Bienaise*, avec lequel il agrandit l'incision, tant en avant qu'en arrière. Il plongea toute la main dans la matrice, prit les pieds de l'enfant et en fit l'extraction avec tout le succès possible. M. Martin ne parle pas du moment où les eaux de l'amnios se sont évacuées. On présume bien, dit Baudelocque, que ce n'est qu'après la première incision. »

Les suites de cet accouchement n'offrirent rien de remarquable. Elles furent si simples que la femme sortit de l'hospice le quinzième jour. Elle fut examinée au moment de son départ, et voici textuellement comment Martin rend compte du résultat de son exploration : « Combien ne fus-je pas étonné, dit-il, de trouver l'ouverture du col béante et dirigée de droite à gauche, c'est-à-dire en sens inverse de l'incision que j'avais faite ! Cette circonstance me parut digne d'attention, en ce qu'elle confirme l'opinion de quelques anatomistes sur la forme spirale des fibres de l'utérus dans l'état de vacuité, et sur le changement de direction que le développement leur fait subir. »

7e OBSERVATION.

On trouve dans le numéro de vendémiaire an XII, du *Journal de médecine*, par Corvisart et Leroux, l'observation suivante qui a été recueillie par Gautier, chirurgien à Paris.

« Une femme Saillot, demeurant faubourg Saint-Denis, était en travail d'enfantement depuis quinze à dix-huit heures. Etant arrivé chez elle, la sage-femme me tira en particulier et me dit qu'elle était très-inquiète sur le sort de cette femme, attendu qu'elle ne trouvait point l'orifice de la matrice, quoique la tête de l'enfant fût très-basse et près des grandes lèvres, occupant tout le petit bassin. Cette femme éprouvait des douleurs violentes et très-rapprochées l'une de l'autre. Je portai le doigt dans le vagin pour m'assurer de l'état des choses. J'avais d'abord présumé que l'obliquité de la matrice pouvait dérober à la sage-femme l'orifice de cet organe; mais le toucher me désabusa. Je trouvai une tumeur formée par la tête de l'enfant et la paroi antérieure et inférieure de la matrice, très-près du détroit inférieur. Je promenai le doigt tout autour et dans le centre. Toutes mes recherches furent infructueuses, je ne trouvai nulle trace d'orifice.

« Le vagin, qui adhérait tout autour de cette tumeur, n'avait qu'un pouce et demi de profondeur en arrière et un pouce en devant.

« Gautier se décida alors à pratiquer l'hystérotomie. L'incision faite, il appliqua le forceps, et l'enfant fut extrait bien portant. Il survint une hémorrhagie, qui céda facilement aux moyens ordinaires. La femme se rétablit promptement. Ayant examiné l'état des parties après la première apparition des règles, qui eut lieu au bout de six semaines, il trouva que la matrice était très-rapprochée de la vulve. Le vagin était très-court et ne présentait en arrière qu'un pouce et demi de longueur. Des adhérences s'étaient établies en arrière entre le vagin et l'utérus. »

8e OBSERVATION.

Elle est due à M. le docteur Caffe, qui l'a publiée dans le *Journal hebdomadaire des progrès des sciences et institutions médicales* (6e année, t. I, mars 1854).

« Le 4 décembre 1833, à six heures du matin, je fus appelé chez madame Mouray, sage-femme, rue Vieille-du-Temple, n° 110, pour aider de mes conseils une dame arrivée la veille au matin et parvenue au terme de sa gestation. Cette dame, âgée de trente-neuf ans et huit mois, de bonne constitution, n'avait jamais eu que de passagères indispositions, trois accouchements naturels, faciles, le dernier il y a environ huit ans. Sa grossesse actuelle, m'assura-t-elle d'abord, n'avait donné lieu à aucun accident et n'avait dérangé en rien sa santé ordinaire. Les douleurs pour accoucher persistaient depuis environ trente heures. La sage-femme, madame Mouray, avait, dès le commencement et à plusieurs reprises, porté le doigt au sommet du vagin. Elle ne put jamais reconnaître la présence du col ni son orifice. Dans l'après-midi, elle fait prendre un bain à la malade, qui en éprouve un soulagement passager. Mais les douleurs recommencent bientôt avec plus d'intensité et sont accompagnées de contractions utérines très-manifestes lorsqu'on place la main sur les parois abdominales. Le vagin reste sec, point d'écoulement de sérosité. Madame Mouray, voyant bien qu'elle avait affaire à un cas anormal, jugea prudente l'intervention d'un médecin, qui dut hésiter pour reconnaître une oblitération complète du col, croyant sans doute qu'il avait affaire à une déviation de cet organe. Il existait une médiocre antéversion du col de la matrice. Le médecin proposa, comme moyen conditionnel, l'emploi d'un pessaire, voulant néanmoins en retarder l'introduction jusqu'au jour. Sa visite eut lieu sur les trois heures du matin. Je fus prévenu dans cet intervalle et sur les six heures je pus voir la malade. Instruit des commémoratifs déjà mentionnés, je procédai immédiatement au toucher, soit en faisant conserver la position horizontale, soit en faisant tenir la malade debout ou sur les genoux. Dans toutes ces positions et apportant l'attention la plus scrupuleuse, je reconnus l'état suivant. Le vagin présente cinq pouces dans son diamètre vulvo-utérin ; se paroi supérieure, qui est fortement tuméfiée, produit une espèce de bourrelet remplissant une partie de la capacité du vagin, reste rouge et sans mucosités. Le sommet du vagin se termine brusquement ; il peut se comparer à un cylindre fermé, sans saillie aucune dans son intérieur et sans aucune trace de col utérin. Près de la paroi recto-vaginale, presque sur le raphémédian, on touche un pli d'une ligne de dimension, donnant la sensation d'une petite corde tendue ; sur les côtés de ce repli et ailleurs, on ne peut distinguer le moindre orifice utérin, soit avec le doigt, soit en guidant sur ce dernier un petit stylet boutonné. Pendant les contractions violentes, la pulpe du doigt éprouve un mouvement communiqué, mais sans que l'utérus vienne communiquer au sommet du vagin.

Cet examen des parties achevé, force me fut de reconnaître un fait tout à fait nouveau pour moi et dont je n'avais pas même rencontré d'analogue. Je jugeai l'opération césarienne vaginale indispensable ; mais ne voulant rien précipiter, je fis part à la malade de la gravité de sa position et de sa rareté. Je demandai que l'on m'adjoignît les conseils de professeurs d'accouchement. Sur les huit heures, M. Jules Hatin fut prié de venir ; comme moi il reconnut et apprécia les circonstances que j'ai énoncées. L'opération fut décidée pour quatre heures de relevée. A l'heure convenue, nous revîmes la malade. Les contractions utérines n'acquéraient pas une violence trop alarmante. M. Hatin me fit observer que l'état de cette femme permettait de temporiser encore, et que l'intérêt de la science, à laquelle ce cas se rattachait, exigeait que nous en rendissions témoins plusieurs hommes compétents, notamment M. Velpeau, qui, comme on l'a vu précédemment, niait la possibilité du fait.

En conséquence, renvoyant à une heure plus éloignée l'opération déterminée, et recommandant à madame Mouray, sage-femme instruite, la surveillance la plus active auprès de la malade, soit pour modérer ses douleurs, soit pour éviter tout mouvement inopportun, je pus bientôt ramener M. Velpeau, professeur d'accouchement ; M. le docteur Lenoir, prosecteur de la faculté ; M. Larcher, interne à l'hôpital de la Charité. Tous successivement constatèrent mon diagnostic et confirmèrent la nécessité de l'opération, que je pratiquai à onze heures moins un quart, en présence du professeur Hatin, de M. Roussel, prosecteur de ses cours et de M. Pertusiou, médecin italien. L'emploi du spéculum était impossible et tout à fait inutile, par la sailli du bourrelet muqueux du vagin qui ne pouvait être refoulé, et d'autre part, vu l'extrême étroitesse de ce conduit. La femme, placée sur le bord de son lit, comme pour l'opération de la taille, les cuisses et le bassin maintenus par des aides, j'introduisis sur l'index de la main gauche et à plat, un bistouri droit à lame étroite, recouverte d'une bande de toile jusqu'à six lignes de sa pointe, protégée par une boulette en cire. Arrivé au sommet du vagin, avec la main droite je relevai le bistouri, le dos regardant la pulpe du doigt conducteur, et divisai, couche par couche, la paroi antérieure de la matrice, en dirigeant l'incision du rectum vers la vessie, ayant soin de la circonscrire à cinq lignes environ d'étendue en hauteur. Les contractions de l'utérus aidaient à la division. Après une section d'environ trois lignes de profondeur, je reconnus que j'avais divisé toute l'épaisseur de la paroi et que j'étais arrivé dans la cavité utérine. En effet, aussitôt s'écoulent près de quatre onces d'un liquide demi-consistant, de couleur lie de vin et tout à fait inodore. La tête de l'enfant se présente à l'ouverture dans la seconde position (occipito-cotyloïdienne droite). Chacun des spectateurs s'assure par le toucher du résultat de l'incision. Pour éviter et prévenir toute déchirure, je porte de nouveau un bistouri boutonné et encore garni de linge jusque près de son extrémité. Je pratique de dedans en dehors deux incisions latérales, l'une à droite, l'autre à gauche, dans l'étendue de quelques lignes seulement. La forme cruciale de ces incisions fut effacée à l'instant par une contraction utérine, qui rendit ovalaire et élargit de beaucoup l'ouverture, sans cependant donner lieu à l'une de ces déchirures regardées comme si graves par quelques auteurs et qui seraient l'écueil de cette opération. Guidé par des connaissances anatomiques capables de me rassurer, je n'hésitai pas à pratiquer une opération indispensable, malgré les craintes sérieuses que M. Velpeau avait manifestées sur ses résultats. De plus, en adoptant le principe du débridement multiple, proposé par M. Vidal (de Cassis), pour l'opération de la hernie et de la taille, j'étais sûr d'obtenir une dilatation considérable, sans dépasser les bornes au delà desquelles l'opération devenait très-dangereuse.

La femme n'accuse aucune douleur pendant l'opération ; elle dit seulement éprouver la sensation et entendre le bruit d'une feuille de parchemin que l'on diviserait. Il n'y a pas la plus légère hémorrhagie. La malade est replacée convenablement. Les douleurs de la parturition se succédent régulièrement. Une heure après, la sage-femme reçoit, en ma présence, un enfant vivant du sexe féminin, et pesant sept livres. La délivrance ne se fait pas attendre.

Je touchai alors la malade, l'utérus, revenu sur lui-même, avait singulièrement restreint l'étendue de l'ouverture. Je jugeai inutile de placer entre les lèvres de la section une sonde en gomme élastique, une mèche ou tout autre corps. Les lochies devaient empêcher l'adhérence. Les suites de couches furent des plus heureuses, aucun accident ne vint les traverser ; madame X... se leva le sixième jour, et le neuvième, elle quitta la sage-femme pour rentrer dans son domicile.

Depuis lors, jusqu'à ce jour, madame X... s'est présentée souvent à moi.

Une ouverture d'un petit calibre et irrégulière se conservait au niveau du point de la matrice qui a supporté l'opération. On n'y distinguait aucune saillie, aucune trace de col. Dès que l'écoulement des lochies eut cessé, j'eus la précaution d'introduire à plusieurs reprises et de maintenir pendant quelques heures dans l'ouverture utérine une bougie en gomme élastique, afin d'empêcher l'adhérence des bords de l'ouverture.

Environ vers la sixième semaine après ses couches, madame X, au sortir d'un bain, a vu suinter le fluide menstruel. Cet écoulement a été très-peu marqué. On doit se rappeler que le sujet est âgé de près de quarante ans, qu'il est doué d'un tempérament sec et très-sanguin, qu'en outre, avant cette dernière grossesse, à chaque époque, ses règles diminuaient de plus en plus de durée et de quantité. Au moment où je livre cet article à l'impression, j'apprends que la seconde époque menstruelle vient d'avoir lieu, plus abondante que la première et sans aucune douleur.

La rareté de cette oblitération de matrice avec disparition du col dut m'engager à en rechercher la cause. Je la soupçonnais due à des accidents inflammatoires ; mais ce ne fut pas sans peine et sans interrogations réitérées avec instance pendant plusieurs jours, que je pus parvenir à confirmer ma prévision. L'opérée avait, pendant les premiers mois de sa grossesse, pratiqué des injections dans le vagin et jusque dans l'intérieur de la matrice, au moyen d'une sonde de gomme élastique qu'elle introduisait elle-même, en se servant d'une solution de cendres de foyer. Elle avait ressenti de très-vives douleurs, intolérables chaque fois qu'elle recommençait cette manœuvre ; elle aperçut aussi de la suppuration et la chute de quelques pellicules. »

Les cinq dernières observations que je viens de reproduire sont, à mon avis, aussi concluantes que possible, et démontrent, comme les miennes, que l'*oblitération complète* du col utérin au moment de l'accouchement ne peut plus être niée aujourd'hui. Toutefois, il résulte des recherches nombreuses que j'ai faites, que cet état pathologique est véritablement rare, et je ne puis attribuer qu'à un hasard étrange qu'il m'ait été donné d'en observer trois cas, tandis que la plupart de nos maîtres n'en ont pas vu un seul exemple dans le cours d'une pratique beaucoup plus longue. Je ne prétends pas, cependant, que les faits empruntés par moi à divers auteurs soient les seuls qui existent dans la science. Il est très-probable qu'elle en possède plusieurs autres que je ne connais pas.

J'ai volontairement éliminé l'observation curieuse publiée par Pierre Amand en 1714, parce que Littre, qui emporta la pièce pathologique, fit savoir plus tard « qu'il y avait remarqué un seul petit pore par où on aurait pu introduire une soye de porc. » Comme il n'y a aucune raison de supposer que Littre se soit trompé, il n'est plus possible de considérer ce fait comme un exemple d'*oblitération complète*, car, quoique très-petite , une communication existait encore entre la cavité de l'utérus et celle du vagin.

J'en ai fait de même pour le cas de Lobstein, que Flamant a consigné dans sa thèse de concours, en 1811 , parce que son auteur a mentionné qu'avant toute opération, il s'était écoulé par le vagin « une liqueur semblable aux eaux de l'amnios qu'on aurait teintes de méconium. » Du reste, il paraît bien que les incisions avaient été pratiquées dans le point où devait exister quelque petite ouverture, car voici comment se termine cette observation :

L'incision qui avait été pratiquée avec le bistouri caché, inventé par Flamant, fut examinée à diverses reprises. Quinze jours après, les quatre lambeaux de l'incision avaient disparu ; les bords de la plaie étaient arrondis, et il en était résulté un orifice circulaire , mais qui était largement ouvert, au point que la matrice et le vagin ne formaient, pour ainsi dire, qu'une seule et même cavité. Un second examen, fait huit jours plus tard, fit voir que le nouvel orifice utérin était tellement rétréci, qu'on aurait eu de la peine à y introduire une plume à écrire. Lobstein, craignant son occlusion complète, y plaça une sonde de femme. Mais cet instrument devint si incommode et occasionna des douleurs si vives, qu'il fut contraint de le retirer au bout de six jours. Examinée plus tard, la division parut complétement oblitérée, et le lieu où existait l'orifice artificiel n'était plus marqué que par un petit enfoncement entouré de quelques mamelons assez durs, à travers lesquels a du passer le sang menstruel, qui s'annonça deux mois après l'accouchement.

ETIOLOGIE.

Il serait superflu aujourd'hui d'agiter la question de savoir si l'oblitération du col de la matrice, dans les divers cas que je viens de rapporter, existait avant la grossesse, ou si elle ne s'était produite que postérieurement. Ce que nous savons des conditions indispensables pour la fécondation ne permet pas de s'arrêter à cette dernière hypothèse. Les progrès de la physiologie ont depuis longtemps fait justice de la théorie de l'*aura seminalis* et de quelques autres, et quoique certains auteurs aient puisé, dans les faits de la nature de ceux dont j'ai parlé, des arguments pour les défendre, personne à notre époque n'admettra la possibilité de la fécondation avec une oblitération complète du col, à moins que quelque autre communication insolite ne se soit établie, qui ait permis le transport direct du sperme jusque dans la cavité de la matrice. Mais hors de là, et ces cas s'ils existent sont bien rares, il faut regarder comme établi, ou bien que le travail morbide qui a produit l'oblitération de l'un ou l'autre orifice a commencé depuis la fécondation, ou bien, ce qui est infiniment plus commun, qu'il existait antérieurement, qu'il avait déjà notablement rétréci l'ouverture du col, et que la grossesse, intervenant, a créé des conditions favorables pour compléter la soudure. Il résulte de l'étude attentive des faits que j'ai rapportés, que les violences que subit le col de l'utérus pendant la parturition, surtout lorsqu'elle est longue et pénible et qu'elle a réclamé l'intervention des instruments, peuvent être le point de départ de ces occlusions complètes. C'est ce que démontrent les observations nos 1 et 4, et ce que d'ailleurs le raisonnement permet facilement de comprendre. Voici comment s'exprime à cet égard madame Boivin (*Maladies de l'utérus*, t. I, page 191):

« Les violences que souffrent durant l'accouchement le col de la matrice et le haut du vagin, violences telles que le plus sonvent il en résulte diverses déchirures, les irritations auxquelles le museau de tanche est exposé dans le rapprochement des sexes, les ulcérations superficielles dont il est souvent le siége dans les écoulements syphilitiques ou autres : voilà des causes bien capables de déformer cette partie, de la faire adhérer aux parois du vagin, de l'oblitérer par adhésion des lèvres mêmes de son orifice. Heureusement, ces adhérences sont plus rares que les causes dont nous venons de parler, et sans doute l'abondance et la densité du mucus que secrète le col utérin ne contribue pas peu à prévenir ce fâcheux résultat. »

Si ces dernières réflexions sont parfaitement fondées, il ne faut pas oublier cependant qu'une nouvelle grossesse, survenant alors que le travail d'oblitération est plus ou moins avancé, produit des conditions très-favorables à une adhésion complète, en supprimant l'écoulement périodique des règles, bien capable de l'empêcher.

Il faudrait bien se garder de croire toutefois que ce soit là un obstacle insurmontable. La science possède des faits qui démontrent que le temps qui s'écoule entre un accouchement difficile et l'époque où les règles devraient se rétablir, est suffisant pour qu'une occlusion complète se soit assez solidement établie et ait forcé le sang menstruel à s'accumuler dans la cavité utérine. C'est ce qu'on peut voir dans l'observation suivante, qui a été publiée par Dance dans les *Archives générales de médecine* (t. XX, page 521 et suivantes, 1829). Ce fait est assez curieux pour que j'en fasse connaître les points les plus importants. Il est intitulé :

Oblitération du col de la matrice, survenue à la suite d'un accouchement laborieux et prématuré. — Opération pratiquée avec le plus grand succès pour remédier à ce vice accidentel de conformation.

Une femme de 23 ans, régulièrement réglée depuis l'âge de 19, était parvenue au sixième mois d'une première grossesse, lorsque, sous l'influence d'une violente frayeur, elle fut prise de contractions utérines avec pertes des eaux et écoulements sanguinolents. Pendant trois jours la tête resta engagée dans le col de la matrice, sans que le travail fît des progrès. Le cinquième jour un médecin fut appelé. Comme les contractions utérines avaient disparu, il donna un peu de seigle ergoté. Sous son influence, les douleurs se réveillèrent et l'expulsion de l'enfant eut lieu spontanément le sixième jour.

Depuis, cette femme ne s'était jamais rétablie complétement. Elle éprouvait habituellement une douleur sourde dans le bas-ventre, avec un sentiment de pesanteur, et était obligée de rester assise ou couchée.

Quatre mois après la fausse-couche, elle éprouva, pendant deux jours, des coliques et des douleurs beaucoup plus fortes, qui semblaient annoncer le retour des règles; mais rien ne parut. Tous les mois les mêmes phénomènes se reproduisirent, en augmentant chaque fois. Ils duraient deux ou trois jours ; puis, comme si la période menstruelle était accomplie, tout rentrait dans l'ordre. Dance examina la malade avec le docteur Barré, et voici ce qu'on trouva. « Le doigt, introduit dans le vagin, faisait découvrir, à trois pouces de profondeur, une tumeur saillante dans le fond de ce canal, ayant le volume d'un œuf de poule, légèrement inclinée en avant par sa partie supérieure, un peu conique et arrondie à son extrémité inférieure, où l'on ne sentait aucune division transversale, aucune ouverture qui représentât le museau de tanche, présentant cependant en ce point une petite dépression transversale, environnée de rugosités et une bride saillante dirigée d'avant en arrière. » Par l'abdomen, on sentait le corps de l'utérus augmenté de volume et un peu incliné en avant. Le spéculum permit de confirmer les résultats obtenus avec le doigt. On chercha vainement à découvrir quelques pertuis, à l'aide d'un stylet fin. La tumeur augmentait chaque mois à l'époque qui semblait correspondre à une période menstruelle et s'affaissait un peu après. Cet état durait depuis huit mois et il était évident que le col de la matrice était oblitéré à son extrémité inférieure, et que du sang s'amassait périodiquement dans la cavité de cet organe. Une opération était indispensable. Voici comment elle fut pratiquée le 26 avril, époque qui correspondait à une période des règles.

« Le docteur Barré fit confectionner un instrument analogue à la sonde à dard du frère Côme, recourbé selon la direction de la matrice, portant un gros stylet renfermé dans une canule d'argent et dont la marche pouvait être estimée par des traits placés à l'extrémité opposée à son dard. Sur un des points de ce dard existait une petite gouttière propre à laisser écouler du sang et à indiquer par là le degré de profondeur nécessaire pour que l'instrument pénétrât dans la cavité utérine. Nous voulûmes d'abord nous servir du spéculum pour faire agir le stylet directement sur le point où existait la cicatrice du col de la matrice ; mais l'état de turgescence de cette partie empêcha le spéculum de parvenir jusqu'à ce point, et, tout examen fait, le doigt nous parut encore le meilleur conducteur. »

A peine la pointe de l'instrument eut-elle pénétré à cinq ou six lignes, qu'il s'écoula une certaine quantité de sang, inodore, de couleur rouge-chocolat ; l'utérus diminua sensiblement de volume ; on maintint une sonde dans l'ouverture pendant une quinzaine de jours, puis on la supprima et on abandonna les choses à elles-mêmes. Bientôt l'utérus reprit son volume et sa direction naturelle ; quant au museau de tanche, il acquit la forme d'un mamelon dur, arrondi, au centre duquel on sentait une ouverture circulaire radiée à son pourtour. Un mois après, les règles parurent naturellement et sans douleur, et l'écoulement dura six jours. Il en fut de même les deux mois suivants. Depuis lors, la malade n'a plus été observée.

On peut rapprocher de cette observation, quoique le point de départ de la lésion ne puisse pas être rapporté à un accouchement antérieur, le fait de Latour, mal interprété et mal indiqué par madame Lachapelle. On le trouve rapporté dans l'ouvrage intitulé *Histoire des hémorrhagies* (t. I, page 209).

Une femme de 55 ans, non réglée depuis dix ans, après avoir éprouvé quelques troubles généraux dans sa santé, vit apparaître, dans l'hypogastre, une tumeur qui était due à un développement assez considérable du corps de l'utérus. Après divers accidents, une rupture de cet organe se produisit, qui fit rapidement succomber la malade. A l'autopsie, on trouva une quantité considérable de sang noir et fétide épanché dans la cavité péritonéale. « Le museau de la matrice était cartilagineux et absolument oblitéré, de manière que la moindre quantité de sérosité ne pouvait plus passer ni transsuder. » Il résulte des détails contenus dans cette observation que la plus grande partie de ce sang s'était échappé de la cavité utérine, où il s'était sans doute accumulé pendant les années précédentes, l'oblitération du col ne lui ayant pas permis de couler au dehors.

Il n'est pas nécessaire que des accouchements laborieux, ayant nécessité l'intermédiaire de l'art, aient eu lieu antérieurement pour que le col utérin se trouve dans des conditions propres à favoriser son rétrécissement et même son oblitération. Quand on a eu occasion d'étudier cette portion de la matrice chez des femmes qui ont survécu à des complications tout à fait étrangères à la partie mécanique de la parturition, on est frappé des désordres considérables qui s'y sont produits, même dans les accouchements les plus simples et les plus naturels, et ce qui étonne surtout, c'est qu'avec des déchirures et des

contusions aussi profondes, ces parties puissent reprendre une appa-
rence qui les fait différer si peu de ce qu'elles étaient avant la grossesse. La femme qui fait l'objet de l'observation n° 2 avait eu d'abord
une fausse couche, puis un accouchement à terme, qui s'était terminé
sans difficulté, mais qui avait été, selon toutes les probabilités, le
point de départ d'une ulcération du col, qu'il fallut combattre par une
série de cautérisations avec le nitrate d'argent. Aussi est-il facile de
se rendre compte, pour elle, de l'oblitération qui se produisit pendant la dernière grossesse. Un certain degré de rétrécissement existait
très-probablement avant la fécondation, et il marcha, une fois les règles supprimées, jusqu'à déterminer l'occlusion complète. Morlanne
s'est trompé quand il a prétendu que l'oblitération du col ne pouvait
avoir lieu que chez les femmes qui avaient déjà eu des enfants. Parmi
les cas cités par moi, il en est quatre qui appartiennent à des primipares et pour lesquelles, par conséquent, on ne peut faire intervenir ni
l'influence des fausses couches, ni celle des accouchements à terme.
Toutefois, la femme dont l'histoire a été publiée par M. Caffe (observation n° 8) s'était évidemment placée dans des conditions qui rendent assez bien compte de l'oblitération qui fut constatée au moment
de l'accouchement. On n'a pas oublié, en effet, que, dans les premiers
mois de sa grossesse, dans un but facile à comprendre, elle avait in-
jecté elle-même à différentes reprises, jusque dans la cavité du col,
une solution de cendres, et que cette manœuvre avait chaque fois provoqué de très-violentes douleurs. De pareils injections auraient-elles
conduit à l'oblitération du col si la grossesse n'avait pas existé? Je ne
le pense pas. Mais, avec les modifications importantes que la gestation
imprime aux organes de la génération, sous le rapport de la circulation, de la nutrition et de la suppression des règles, je comprends à
merveille la possibilité du résultat qui fut constaté. Je le comprends
d'autant mieux que ces dernières modifications sont les seules causes
qu'on puisse raisonnablement invoquer dans d'autres circonstances.
Je laisserai volontiers de côté, si on veut, les observations n°s 5 et 6;
car, quoique leurs auteurs aient positivement indiqué que les femmes
étaient primipares, ils ne disent rien sur l'état de l'utérus avant la
grossesse; mais il n'en est pas de même pour l'observation n° 5, dans
laquelle j'ai eu soin de consigner des détails qui ne permettent pas de
supposer que le col de la matrice fût malade avant la fécondation. Les
règles paraissaient régulièrement chaque mois depuis l'âge de treize

ans : elles n'était pas douloureuses. Il n'y avait jamais eu de pertes blanches. On n'avait jamais fait de cautérisations.

Il faut donc admettre, quoique cela paraisse étrange de prime abord, que certains phénomènes morbides peuvent se produire dans le col de l'utérus pendant le cours d'une grossesse et donner lieu à une oblitération assez résistante pour que les contractions les plus énergiques soient incapables de la détruire.

Je suis naturellement conduit à dire un mot d'une autre espèce d'oblitération, qui n'est peut-être qu'un premier degré de celle dont je m'occupe dans ce travail.

Sous le nom d'agglutination de l'orifice externe de l'utérus, les auteurs ont désigné une oblitération particulière du col, bien différente par les conséquences qu'elle entraîne, de celle qui a pour point de départ la production d'une véritable cicatrice. Nous avons vu quelquefois, dit madame Lachapelle, sans déviation, l'orifice externe, obturé par des mucosités gélatineuses et épaisses, se dissimuler aux recherches de l'accoucheur, de telle sorte que le vagin semblait terminé par un cul-de-sac sans ouverture. Nous l'avons vu assez fortement agglutiné pour ne s'ouvrir et ne se dilater qu'après de longues douleurs et un amincissement excessif de ses parois environnantes. Cette obturation muqueuse, dans les cas qui nous ont été soumis, a trompé plusieurs personnes, et ce n'est qu'après des recherches attentives qu'un léger enfoncement nous a servi d'indice. Le doigt a pu alors diviser facilement les mucosités, séparer les lèvres de l'orifice, et la dilatation s'est rapidement opérée ensuite. Une autre fois la nature a tout fait seule.

Contouly avait déjà signalé quelque chose d'analogue ; car, en parlant de certaines difficultés qui peuvent tenir au col, il s'exprime ainsi (*Mémoires et observations sur divers sujets*, page 61) : « Une cause est due à une espèce de faux parenchyme, collé assez fortement à la paroi interne de la matrice, et qui retarde l'accouchement, parce que les contractions de l'utérus agissent sur le corps et non sur l'enfant ; mais il est facile de détruire cette dernière cause. Il suffit pour cela de porter le doigt le plus haut possible et de le promener un peu rudement le long de la circonférence du col de la matrice. Par ce moyen simple, on détache une boue limoneuse, sanguinolente, en assez grande quantité. Cela fait, les douleurs deviennent bonnes, les contractions se portent entièrement sur l'enfant et l'accouchement se termine. » Mais c'est surtout aux recherches de

M. Nœgele fils qu'on doit une connaissance plus exacte de cet état.
On les trouve consignées dans un travail publié à Heidelberg en 1853,
sous le titre : « *De mogostocia e conglutinatione orificii uteri externi partu impeditum.*

Ce travail me paraît avoir été bien résumé dans la thèse de M. G.-E.
Rœssel (Strasbourg, 1847).

M. Nœgele admet une agglutination de l'orifice complète ou incomplète. Aucune manifestation morbide n'a lieu pendant la grossesse,
et l'état n'est reconnu qu'au moment de l'accouchement. Il est probable qu'il passe souvent inaperçu et que la nature se suffit à elle-
même pour vaincre l'obstacle. Quand cette agglutination existe, le
segment inférieur de l'utérus est ordinairement très-profondément
engagé dans l'excavation et le doigt atteint très-facilement le col,
mais il ne trouve aucune ouverture. A la place de l'orifice, il y a une
dépression centrale, un creux limité en avant et en arrière par les lèvres du col. Si le doigt peut pénétrer plus haut, il est arrêté par un
obstacle qui offre quelquefois une assez grande résistance. Cet état
dure plus ou moins longtemps ; mais, à mesure que les contractions
utérines deviennent plus énergiques, le segment inférieur descend
plus bas, et les parois s'amincissent souvent au point de permettre de
reconnaître la partie de l'enfant qui se présente. Cependant le travail
n'avance pas, l'orifice reste toujours fermé et devient de plus en plus
difficile à atteindre, en se portant en haut et en arrière. A ces signes
locaux se joignent d'autres phénomènes généraux qui appartiennent à
tout travail lent et pénible. M. Nœgele attribue cette occlusion à une
inflammation qui se serait développée sous l'influence d'une disposition particulière du col. Les causes occasionnelles seraient l'abus du
coït, les injections irritantes, les cautérisations, etc.

Les multipares y seraient plus sujettes que les primipares. L'âge
ou le tempérament n'exerceraient aucune influence.

Il compare la matière sécrétée à celle qui unit le placenta à l'utérus,
le poumon à la plèvre. La texture de la membrane produite est variable ; tantôt elle se compose d'une trame filamenteuse, de densité plus
ou moins forte. On ne peut préciser l'époque de sa formation, mais il
est évident que quand l'agglutination est complète, elle n'a pu se produire qu'après la fécondation.

Le pronostic d'un pareil état n'est pas grave, il varie cependant suivant la densité de la fausse membrane. Il n'y a rien à faire dans la
plupart des cas, et quand il faut agir, le doigt suffit presque toujours.

Il est assez difficile de comprendre que de simples mucosités gélatineuses soient capables de résister aux contractions utérines, et la description donnée par madame Lachapelle elle-même permet de penser que les difficultés dont elle a parlé tenaient à des adhérences d'une autre nature, analogues sans doute à celles décrites plus tard par M. Nœgele, et pour la production desquelles il n'hésite pas à faire intervenir un travail inflammatoire. Toute la différence entre ces faits et ceux dont j'ai voulu m'occuper résiderait donc dans l'épaisseur plus ou moins grande des adhérences et dans leur ancienneté. On conçoit, en effet, que si elles se produisent dans les premiers temps de la grossesse, elles acquièrent une grande solidité. En définitive, toutes ces variétés auraient pour origine commune l'inflammation avec les causes nombreuses qui peuvent la produire. En mettant de côté les cas où le col de l'utérus était manifestement malade avant la fécondation, il ne reste plus qu'à déterminer si, par le fait seul de la grossesse, une inflammation plus ou moins étendue peut s'emparer de la matrice. Sans vouloir entrer dans les détails intéressants que comporterait cette question, je me contenterai de dire que la métrite partielle ou générale chez la femme enceinte est un fait incontestable, démontré par l'autopsie. Cette inflammation peut même aller jusqu'à la suppuration, ainsi que cela a été constaté par moi et par d'autres, et je ne la crois pas étrangère à la production de certains phénomènes très-graves qui compliquent la gestation et des vomissements incoercibles en particulier.

Maintenant, suffit-il qu'une inflammation du col existe avant la grossesse ou se développe pendant cette état pour que l'oblitération de l'un ou l'autre orifice s'effectue? Non, sans doute, et je suis bien convaincu que ce résultat, très-exceptionnel, suppose l'existence de conditions particulières qui nous sont inconnues.

DIAGNOSTIC.

Sans prétendre qu'il soit toujours facile à établir, je pense qu'un chirurgien suffisamment expérimenté y parviendra dans le plus grand nombre des cas, avec la plus grande certitude, pourvu qu'il ait présentes à l'esprit les diverses dispositions anatomiques qui pourraient l'égarer. Je crois nécessaire d'établir une première distinction. Il y a des oblitérations qui portent sur l'orifice interne et d'autres sur l'orifice externe. Ces dernières sont incomparablement les plus nombreuses, ce qui se comprend sans peine, quand on songe au rôle particulier que jouent ces deux ouvertures pendant l'accouchement, et à la fréquence des ulcérations et autres inflammations qu'on observe sur la dernière.

Occupons-nous d'abord de l'oblitération de l'orifice interne. L'observation n° 2 nous en a fait voir un exemple remarquable. Ce qui distingue surtout cette variété, c'est l'ignorance dans laquelle on doit rester pendant plus ou moins longtemps sur l'état pathologique qui existe. En touchant les femmes comme il suffit de le faire dans le plus grand nombre des circonstances, alors que rien n'a conduit à soupçonner quelque chose d'anormal, on constate une portion vaginale du col, plus ou moins saillante, un orifice externe ouvert, et qui admet l'extrémité du doigt. Toutes ces particularités sont bien propres, on en conviendra, à reculer le moment où la véritable disposition des parties sera découverte.

Si la femme que j'ai observée à l'Hôtel-Dieu n'avait pas été atteinte de vomissements graves qui nécessitèrent l'intervention de la chirurgie, l'oblitération de l'orifice interne qui existait chez elle n'aurait probablement pas été soupçonnée jusqu'au terme de la grossesse. Elle avait été touchée pendant son séjour à l'Hôtel-Dieu, je l'avais examinée moi-même, et j'aurais certainement commis une faute si j'avais fait des efforts pour franchir l'orifice interne.

Mais, en admettant que cet état pathologique existe sur une femme parvenue à la fin de la gestation et déjà au début du travail, on pourra le méconnaître encore pendant un certain temps, et l'éveil ne sera donné que quand des contractions utérines se seront longtemps exercées et n'auront produit aucune des modifications qu'elles lui impriment dans la généralité des cas. Alors, en traversant avec le doigt l'orifice externe et en cherchant à dilater l'orifice interne, on rencontrera à son niveau une cloison complète sur laquelle on ne distinguera aucune trace d'orifice. En substituant au doigt des stylets de plus en plus fins et en les présentant dans toutes les directions contre cette voûte fermée qui termine la cavité de la matrice, on ne sera pas plus heureux, et il sera impossible de trouver une voie qui conduira dans la cavité de la matrice. Il est inutile de dire qu'il ne se sera pas écoulé de l'eau de l'amnios ; mais quelques mucosités filantes pourraient s'échapper et être teintes d'un peu de sang, surtout à la suite des explorations qui auront été faites. Ce col oblitéré dans sa partie supérieure aura sa direction normale, mais il pourra aussi être plus ou moins dévié et surtout porté en arrière. Le doigt, promené tout à l'entour de lui, atteindra les adhérences du vagin à l'utérus, et si la tête se présente, il constatera une tumeur lisse et arrondie.

Arrivé à ce degré, l'examen, quoique déjà très-concluant, ne devra pas s'arrêter là. Il faudra appliquer le spéculum et explorer directement le col. Une fois que celui-ci aura été engagé dans l'extrémité de l'instrument en poussant un peu fort, de manière à soulever en quelque sorte l'utérus, les lèvres du museau de tanche, déjà entr'ouvertes, s'écarteront davantage, et l'œil s'assurera de la soudure complète de l'orifice supérieur. Pour plus de sûreté et afin de n'omettre aucun moyen capable de lever toute incertitude, on portera de nouveau à travers le spéculum des stylets d'un petit volume; on les présentera contre toutes les petites irrégularités qu'on observera, et si toutes ces tentatives sont sans résultat, il faudra bien se rendre à l'évidence et reconnaître que l'oblitération est complète. Ce qui diminue beaucoup les difficultés du diagnostic dans la variété dont je viens de parler, c'est la facilité avec laquelle on distingue la saillie formée par le col, avec tous ses caractères, et l'impossibilité d'être induit en erreur par quelque autre inégalité. Dès lors, le problème à résoudre est singulièrement simplifié, car il n'y a plus qu'à décider si on a sous les yeux un rétrécissement ou une véritable oblitération.

Dans l'oblitération de l'orifice externe, au contraire, il faut se mettre en garde contre des causes d'erreur plus nombreuses et qui demandent parfois, pour être évitées, une grande attention et une grande habitude du toucher. C'est pour ce motif que je vais entrer dans des détails assez étendus et montrer qu'on peut cependant établir le diagnostic de ce vice de conformation avec toute la précision désirable.

Ce qui peut frapper de prime abord quand on examine une femme qui se trouve dans ces conditions, c'est la présence au fond du vagin d'une tumeur lisse et arrondie, ordinairement assez profondément engagée dans l'excavation pelvienne et de consistance assez ferme lorsque la tête se présente. Cette tumeur peut être remarquable par l'absence de toute saillie, de tout orifice, de toute dépression pouvant donner l'idée de la portion vaginale du col ou tout au moins de son orifice. C'est ce qui a lieu lorsque la soudure s'est régulièrement effectuée entre les deux lèvres du museau de tanche. Ma première observation en offre un exemple remarquable; car, ainsi qu'on a pu le constater, rien à la vue ne mettait sur la voie de la cicatrice, dont la couleur avait pris la teinte rougeâtre des parties voisines. Aucune saillie, dernier vestige d'un col détruit, n'indiquait le point qu'il avait occupé avant la fécondation. Tout ce qu'il me fut possible de constater en parcourant avec le doigt la portion de l'utérus qui était directement accessible par le vagin, ce fut une résistance un peu moins grande, due sans doute à une épaisseur un peu moins considérable de la paroi explorée existant un peu en arrière du diamètre transversal dans une étendue très-limitée. Cette sensation, comme on le verra à propos du traitement, n'est pas sans intérêt et devra être prise en grande considération. Dans d'autres cas, au contraire, une tumeur hémisphérique, également saillante dans le vagin, présentera sur un point de la surface quelque saillie ou quelque dépression dans le voisinage desquelles on cherchera vainement une ouverture, mais qui ne pourront pas moins indiquer sûrement le lieu occupé par l'orifice avant son oblitération. C'est ce qui existait sur la femme qui fait l'objet de ma troisième observation. J'ai à peine besoin d'ajouter, l'ayant suffisamment indiqué dans la relation des faits rapportés plus haut, que le doigt ne devra pas se contenter d'explorer la partie la plus saillante de la tumeur. Avant de se prononcer définitivement, il est indispensable de l'avoir fait pénétrer suffisamment loin pour toucher dans toute son étendue l'insertion circulaire du vagin, de manière à ce qu'aucun des points de la portion vaginale n'échappe à l'examen. On devra aussi se servir du spéculum, non pas qu'on puisse toujours mettre à découvert toutes les parties que le doigt aura parcourues, mais parce qu'il sera possible d'en examiner une grande étendue et de diriger surtout l'instrument vers celles qui paraissent douteuses. Il est indispensable aussi de recourir à l'emploi des stylets pour sonder toutes les dépressions et toutes les inégalités qui pourraient laisser quelques doutes dans l'esprit.

Lorsque les diverses investigations dont j'ai parlé ont été répétées un certain nombre de fois par un praticien suffisamment expérimenté, le doute n'est plus possible ; le col de l'utérus est bien réellement oblitéré. J'ajouterai encore que presque toujours les contractions utérines se sont répétées avec énergie pendant plusieurs heures et souvent pendant plusieurs jours, sans produire le moindre changement dans l'état des parties et sans qu'il se soit écoulé de liquide amniotique. On sera même frappé de la sécheresse du vagin, qui n'est pas habituelle au début d'un travail ordinaire et qui s'explique ici par l'impossibilité qu'il y a à ce que le produit de la sécrétion des follicules muqueux

soit versé dans ce canal. Il est cependant certaines dispositions anatomiques de l'utérus et du vagin, congénitales ou accidentelles, qui
apportent des difficultés réelles dans le diagnostic de l'oblitération de
l'orifice externe. Il importe, par conséquent, que je les examine ici et
que j'indique les moyens à l'aide desquels on ne les confondra pas
avec la lésion dont je m'occupe, d'autant mieux que quelques-unes
d'entre elles ont été considérées comme ayant trompé la plupart des
observateurs qui ont publié des cas d'oblitération complète du col
chez la femme enceinte. Je commencerai par celle à laquelle on a at-
tribué la plupart des erreurs commises. Je veux parler de la déviation
de l'orifice utérin.

Il est généralement admis que, pendant la grossesse, le développement de l'utérus se fait d'une manière régulière et que chacune de ses
parties concourt dans une proportion égale à son accroissement
général. C'est une erreur que, pour mon compte, j'ai cherché
à détruire depuis bien longtemps. Rien n'est plus inégal, en effet,
que le développement des différentes parties de l'utérus pendant
la gestation. Je ne m'occuperai que de celui qui se rattache à mon
sujet. Voici ce que j'ai constaté un grand nombre de fois sur des
femmes qui avaient succombé dans une période plus ou moins avancée de la grossesse : dans presque tous les cas, la paroi antérieure de
l'organe prend un accroissement beaucoup plus considérable que la
paroi postérieure, de telle sorte que l'axe vertical de la tumeur formé
par le globe utérin ne vient pas passer par le centre du col, comme
on pourrait se l'imaginer, mais se dirige beaucoup plus en avant, et
cela dans une proportion qui varie selon les individus, et qui est
d'ailleurs d'autant plus grande qu'on est plus près du terme.

Il résulte de cette disposition que l'orifice de la matrice, loin de
correspondre au centre du bassin, se trouve plus ou moins porté en
arrière et situé sur un plan beaucoup plus élevé que le sommet de la
tumeur qui plonge dans l'excavation. Aussi, pour l'atteindre, faut-il
contourner la partie antérieure du segment inférieur de l'utérus qui
coiffe la tête qui se présente dans la généralité des cas, et aller quelquefois jusqu'au niveau de la base du sacrum. Avec de l'inexpérience
ou un examen superficiel, on pourrait croire à une oblitération. Un
doigt suffisamment exercé ne s'y trompera pas, et en parcourant la
tumeur jusqu'aux insertions du vagin, il atteindra le relief assez mou
que formera encore le col s'il n'est pas effacé, ou, dans le cas con-
raire, une simple dépression limitée par un bord quelquefois extrême-

ment mince, mais qu'il sera toujours possible de soulever un peu. Comme M. Velpeau, j'ai déjà été appelé souvent à constater une pareille disposition, qui avait mis dans un grand embarras des sages-femmes et même des médecins; mais une exploration convenable m'a toujours permis de reconnaître le véritable état des parties et de le faire apprécier par les confrères qui avaient réclamé mes conseils et qui s'étonnaient ensuite de l'avoir méconnu. Aussi me paraît-il souverainement injuste qu'on cherche, en s'appuyant sur de pareilles erreurs, à jeter du doute sur l'authenticité de la plupart des observations d'oblitérations du col que possède la science. C'est cependant ce qu'a fait Baudelocque dans son rapport sur l'observation de Martin (l'aîné), et depuis il a été imité par presque tous les accoucheurs. Je ne conteste pas toutefois que, dans les cas de déviation extrême du col, le diagnostic ne puisse devenir difficile: mais pour qu'il soit impossible, il faut admettre qu'on n'a pas voulu, ou bien qu'on n'a pas pu aller jusqu'aux limites supérieures du vagin. Quoique quelques-unes de ces déviations puissent singulièrement prolonger la première période du travail et donner même lieu à des accidents graves, on conviendra avec moi qu'il est bien rare que la nature ne triomphe pas de ces difficultés. Presque toujours aussi, après un temps variable, on est averti par l'écoulement du liquide amniotique qu'une ouverture existe quelque part, et il me paraît difficile qu'on ne la trouve pas si on la cherche bien. Quoique j'aie déjà parlé plusieurs fois de l'emploi du spéculum et de son utilité, je ne voudrais pas qu'on pût supposer que je le considère comme préférable à l'exploration avec le doigt. Je dois même faire observer que, dans les cas où la tête profondément engagée dans l'excavation pousse au-devant d'elle le segment inférieur de l'utérus, cet instrument ne permet de mettre à découvert que la partie la plus saillante de la tumeur, car il ne peut être conduit entre cette dernière et les parties correspondantes du vagin; mais le doigt peut aller partout, remonter, comme je l'ai déjà dit, jusqu'aux insertions vaginales, et si un col ou un orifice normaux existent, ils seront facilement reconnus, quoique déplacés. Le diagnostic sera un peu plus difficile, j'en conviens, si ces parties ont été altérées dans leur forme par des accouchements antérieurs ou par des inflammations; mais je n'hésite pas à dire que, même alors, on ne se trompera que si on n'a pas une habitude suffisante de l'exploration des organes génitaux internes.

Je dois mentionner encore une coïncidence fâcheuse aussi sous d'autres rapports et qui peut rendre plus difficile la constatation d'une oblitération du col qui existe cependant. Je veux parler d'un vice de conformation du bassin qui, en maintenant très-élevée la partie de l'enfant qui correspond au détroit supérieur, ne permet pas au segment inférieur de l'utérus de prendre une forme globuleuse qui, de bonne heure, descend dans la cavité du bassin et vient en quelque sorte au-devant du doigt qui va faire l'examen. Cela était très-évident chez la malade dont j'ai relaté l'histoire dans mon observation première, et chez elle c'était surtout pendant la contraction utérine, alors qu'une certaine quantité de liquide était poussée vers le segment inférieur et que cette partie de l'organe se tendait, qu'existait le moment le plus favorable pour la constatation des parties.

La déviation du col n'est pas la seule cause d'erreur contre laquelle il faille se mettre en garde. Les difficultés peuvent dépendre d'une conformation particulière de la portion vaginale de l'utérus et d'une étroitesse extrême de son ouverture. Tout cela peut être congénital ou le résultat de lacérations plus ou moins étendues, ordinairement produites dans des accouchements antérieurs. L'extrémité supérieure du vagin ne se détache pas toujours du col de l'utérus à la même hauteur, de telle sorte que la portion vaginale de l'organe est loin d'avoir la même longueur chez toutes les femmes. Mais on rencontre dans quelques cas une disposition beaucoup plus singulière, et qui est évidemment congénitale, car je l'ai rencontrée sur des femmes qui n'avaient jamais eu d'enfants ou qui étaient enceintes pour la première fois, et qui, dans tous les cas, n'avaient jamais été malades de ce côté. Voici en quoi elle consiste. Le vagin s'insère, non plus à une certaine distance de l'orifice externe, mais sur le bord même de cette ouverture, de manière à ce que le cul-de-sac vaginal n'existe pas. Quand on touche les femmes ainsi conformées, au lieu d'une saillie constituée par le col, on rencontre au fond du vagin une voûte à concavité inférieure, dans un point de laquelle se trouve une ouverture, qui est l'entrée de la matrice. Cette voûte est ordinairement lisse et sans brides ; quant à l'ouverture, elle peut être excessivement petite, et j'en ai eu tout récemment sous les yeux un exemple, dans lequel on ne pouvait faire pénétrer qu'un stylet très-fin. Il s'agissait d'une femme mariée depuis sept ans, et qui n'était jamais devenue enceinte. Le doigt distinguait très-bien une petite dépression qui correspondait à cet orifice presque microscopique. On le mettait à nu avec le spéculum, et il était très-facile à reconnaître. Un examen fait pendant la période menstruelle me permit de voir le sang s'échapper par lui.

J'ai eu également l'occasion de constater cette même disposition congénitale sur deux autres femmes parvenues à une époque avancée d'une première grossesse ; elles m'avaient été adressées par des confrères de la ville, qui, après les avoir examinées, avaient été surpris de l'état insolite de ces parties et n'avaient pu trouver l'orifice de la matrice. Le toucher et le spéculum ne me laissèrent pas longtemps dans l'embarras, et je n'hésite pas à rapporter à un état congénital ce que j'avais sous les yeux. J'ai appris depuis que ces deux femmes étaient très-heureusement accouchées, et que la dilatation du col s'était facilement opérée.

Il est beaucoup plus commun de voir la portion vaginale du col disparaître et se déformer considérablement à la suite de certains accouchements longs et pénibles, surtout quand ils ont nécessité de graves opérations. Alors les dispositions nouvelles, auxquelles le vagin n'est pas toujours étranger, sont très-variables. L'orifice, plus ou moins rétréci, peut se trouver en quelque sorte perdu dans un tissu cicatriciel, et il ne faut rien moins qu'un examen attentif et une grande habitude pour le distinguer. Il n'est pas de chirurgien un peu répandu dans la pratique des accouchements qui n'ait eu plus d'une fois à voir des cas de cette espèce ; mais, tout en reconnaissant les difficultés qu'ils peuvent présenter pour le diagnostic, je demeure convaincu que, par une exploration attentive et variée, en tenant compte des antécédents et de toutes les autres circonstances, l'orifice, quelque petit qu'il soit, n'échappera pas longtemps à l'investigation d'un véritable praticien.

Chez la plupart des femmes, pendant la première période du travail, on sent sans peine les modifications variées que subit le col et celles de l'orifice externe en particulier. Les bords de ce dernier, quoique très-variables quant à l'épaisseur, sont en général assez saillants pour qu'on les distingue aisément. Le doigt, en se recourbant, peut les soulever, s'introduire entre eux et les membranes, et reconnaître le degré de dilatation qui existe déjà. Mais, dans certaines circonstances, quoique l'orifice occupe à peu près le centre du segment inférieur de l'utérus, la dilatation peut être lente à se faire. La tête, profondément engagée, pousse au-devant d'elle ce segment qui s'amincit notablement, surtout du côté de l'orifice, dont les bords ont à peine l'épaisseur d'une feuille de papier. Les membranes, qu'une couche mince de liquide sépare de la tête, viennent affleurer ces bords sans les dépasser, de telle sorte que la tumeur qui plonge dans le bassin offre une surface très-régulièrement arrondie, et alors un observateur superficiel pourra croire ou bien que la dilatation est déjà complète, quoiqu'elle ait à peine un centimètre de diamètre, et tenter une application de forceps, comme je l'ai vu dans deux circonstances ; ou bien que l'ouverture du col de la matrice est complétement oblitérée. Mais un chirurgien expérimenté ne s'y trompera pas ; son doigt lui fera reconnaître la petite saillie que forme le bord de l'orifice quelque mince qu'il soit, et avec le soin qu'il aura de toucher pendant et dans l'intervalle des contractions, il saura saisir la différence de tension que présenteront les membranes dans le point limité où elles ne sont pas recouvertes par le tissu utérin; il trouvera moyen de les déchirer, et en favorisant l'écoulement d'une certaine quantité de liquide, non-seulement il éclairera le diagnostic, mais le plus souvent il rendra au travail languissant jusqu'alors la régularité qui lui manquait.

Parmi les vices de conformation que peut présenter le vagin, il en est un que je ne dois pas oublier, car il a pu, dans quelques cas, faire croire à une oblitération du col ou tout au moins à un rétrécissement de l'orifice. Je veux parler de la présence d'une cloison transversale située à une hauteur variable et qui partage en deux la cavité de ce conduit. Dans d'autres circonstances, cette segmentation du vagin est due non plus à une cloison, mais à une espèce de coarctation ou de froncement circulaire n'occupant qu'un étendue très-restreinte dans le sens vertical. Le premier exemple de cloisonnement transversal que j'aie vu remonte aux premières années qui suivirent l'ouverture de la clinique d'accouchement de la Faculté. Une jeune fille, qui était, je crois, une ancienne infirmière de la Maternité, y fut admise, alors qu'elle était déjà parvenue à une époque très-avancée d'une première grossesse. M. Paul Dubois l'ayant examinée constata que le vagin était fermé à peu près à l'union de son tiers moyen avec le tiers supérieur par une cloison transversale qui parut d'abord complétement imperforée, mais au centre de laquelle on ne tarda pas à reconnaître une dépression circulaire très-limitée, qui fit supposer que là existait une petite ouverture. Un spéculum fut introduit et permit de voir que la dépression sentie avec le doigt était en effet un orifice très-grêle qui ne laissa passer qu'un stylet plus fin que ceux qu'on trouve dans les trousses ordinaires. Lorsque l'instrument eut pénétré dans la portion supérieure du vagin, on put lui imprimer des mouvements dans tous les sens et reconnaître qu'au-dessus de la cloison existait une cavité spacieuse. D'un autre côté, avec le doigt seul, en repoussant la cloison en haut, on parvenait sans peine à l'appliquer contre une saillie formée par le col.

Le vice de conformation positivement reconnu, M. P. Dubois, soupçonnant que des difficultés sérieuses se présenteraient, demanda à être prévenu dès le début du travail; mais grande fut sa surprise quand, un matin, en venant faire sa visite, il apprit que cette femme avait éprouvé les premières douleurs dans le courant de la nuit, et qu'elle était accouchée si promptement qu'on avait à peine eu le temps de faire venir la sage-femme qui habite l'établissement. La petite ouverture dont était percée la membrane paraissait s'être dilatée et non déchirée. Un léger relief circulaire existait sur la partie du vagin où elle avait été constatée les jours précédents.

Ce fait fut considéré par M. P. Dubois et par tous ceux qui le virent comme un exemple de cloisonnement transversal et congénital du vagin. Mais, ainsi que je l'ai dit, de véritables rétrécissements peuvent exister, et alors ils sont souvent la conséquence d'inflammations dont l'origine la plus commune se trouve dans des accouchements antérieurs. La partie rétrécie dans ces cas est remarquable par un tissu de cicatrice assez dur et pouvant offrir de nombreuses inégalités qui rendent parfois difficile la recherche de l'ouverture qui conduit dans la cavité utérine. La brièveté du vagin, les explorations avec le doigt, les stylets, les spéculum, servent à bien apprécier la disposition réelle des parties, à reconnaître que c'est le vagin et non le col de l'utérus qui est altéré dans sa forme. Quant à la constatation d'une ouverture, elle est rendue moins difficile par cette circonstance, que l'extrémité supérieure du vagin, plutôt rétrécie que dilatée, peut être touchée et facilement vue dans toute son étendue.

Quoique je me sois peu étendu sur les diverses dispositions anatomiques qui pourraient en imposer et faire croire à une oblitération du col, je crois en avoir suffisamment dit pour mettre en garde contre les principales causes d'erreur, et tout en reconnaissant que le diagnostic de cette lésion peut dans certains cas offrir des difficultés, je pense qu'on se trouvera bien rarement dans l'impossibilité de l'établir avec certitude.

Le pronostic, d'après les faits contenus dans ce travail, n'est pas aussi grave qu'on serait tenté de le croire de prime abord. Je ne parle pas, bien entendu, des simples agglutinations des bords de l'orifice par un mucus plus ou moins épais, dont a parlé Mme Lachapelle et qui ont été signalées par d'autres observateurs. Une pareille disposition n'est pas capable de résister longtemps à des contractions utérines un peu énergiques, et il me paraît que c'est par une fausse interprétation des conditions qui retardaient la dilatation du col qu'on s'est contenté de cette explication. Quant aux véritables oblitérations par formation d'un tissu cicatréciel, il faut distinguer les cas où ce tissu a une origine récente, une épaisseur peu considérable et par conséquent peu de résistance, de ceux où la soudure, probablement plus ancienne, a acquis une épaisseur et une solidité beaucoup plus grandes. Pour les premiers, la nature, en général, se suffit à elle-même et triomphe des difficultés ; pour les seconds, au contraire, l'intervention de la chirurgie devient indispensable, et, quoique l'expérience ait prouvé que l'hystérotomie vaginale n'est pas très-dangereuse, on doit la considérer comme une des opérations les plus importantes de la chirurgie obstétricale. Les détails dans lesquels je vais entrer le prouveront suffisamment.

TRAITEMENT.

Quand on se trouve en présence d'une oblitération du col chez une femme enceinte parvenue au terme de sa grossesse, l'indication à remplir est formelle. Lorsqu'on a fait une part suffisamment large aux efforts de la nature, il faut rétablir l'ouverture qui a disparu ou en créer une nouvelle, en se rapprochant autant que possible du point qu'aurait dû occuper l'orifice de la matrice. Si la cicatrice qui a fermé cette ouverture est mince et peu résistante, il convient, avant de faire intervenir les instruments tranchants, d'essayer de la détruire avec le doigt et on y parviendra quelquefois. J'ai vu un cas de ce genre à la clinique d'accouchement de la Faculté. Mais lorsqu'elle est épaisse et solide, lorsque l'oblitération consiste surtout dans une soudure des bords de l'orifice, sans interposition notable de tissu de nouvelle formation, alors, en général, les contractions utérines sont impuissantes et il en est de même du doigt. Pour ouvrir la cavité utérine, il faut recourir à l'instrument tranchant.

En admettant que l'état des parties eût été reconnu avant le début du travail, il est bien évident qu'il n'y aurait rien à faire, qu'il faudrait attendre que le terme fût arrivé et que les contractions utérines se fussent franchement établies. Je ne comprends d'autre exception à cette règle, que celle qui fut présentée par la malade qui fait le sujet de ma deuxième observation. Ordinairement les choses ne se passent pas ainsi, et ce n'est que lorsque la grossesse a parcouru toutes ses périodes qu'on est appelé à prendre un parti ; mais encore alors faut-il savoir choisir son moment. Si, d'une part, il convient de ne pas trop se hâter, et s'il faut, en quelque sorte, attendre de l'inutilité des contractions utérines la consécration du diagnostic, de l'autre il faut bien se garder de trop temporiser et de compromettre ainsi, soit la vie de la mère, soit la vie de l'enfant. Intervenir en temps utile n'est pas chose aussi simple qu'on pourrait se l'imaginer. Ordinairement, dans ces cas, lorsque la contractilité utérine s'est exercée sans résultat pendant quelques heures, on la voit s'affaiblir et disparaître même pour un certain temps. Après un repos variable, elle reprend avec une nouvelle énergie pour disparaître encore, et l'on peut assister ainsi à une série de tentatives infructueuses faites par la nature pour se débarrasser du produit de la conception. Toutefois, ce n'est pas seulement par le temps plus ou moins long qui s'est écoulé depuis le bébut du travail qu'on doit se décider à intervenir. Il faut tenir compte de la faiblesse ou de la violence des contractions de la matrice, de leur retour fréquent, ou des longs intervalles qui les séparent de la réaction plus ou moins vive qu'elles provoquent du côté de l'organisme, enfin de l'influence qu'elles exercent sur la circulation fœtale, influence dont l'auscultation permet de mesurer les degrés divers. Toutes ces conditions, pour être bien jugées, supposent une observation attentive et une expérience que la pratique journalière des accouchements peut seule donner. Mais il ne faut jamais perdre de vue que l'éclampsie ou la rupture du corps de l'utérus peuvent être la conséquence d'une trop longue temporisation. Aussi, je ne pense pas qu'il faille attendre indéfiniment, comme semble le conseiller Baudelocque, que les contractions utérines produisent la rupture de la portion vaginale de la matrice. Quoi qu'il en ait dit à ce sujet, l'hystérotomie, employée en temps opportun, outre les accidents qu'elle peut prévenir, n'est pas plus grave par elle-même.

Une question non moins importante à résoudre est celle de savoir sur quel point de la partie de la matrice qui fait saillie dans le vagin il faut créer une ouverture artificielle. Toutes les fois que la chose est possible, c'est sur l'oblitération elle-même qu'il faut agir. Il est un certain nombre de cas dans lesquels il est facile de se comporter ainsi. Toutes les fois, par exemple, que l'occlusion portera sur l'orifice interne, l'orifice externe et la portion de la cavité du col qui sera encore perméable serviront à conduire sûrement l'instrument qu'on voudra mettre en usage. Mais lorsque les bords de l'orifice externe seront soudés, les difficultés seront d'autant plus grandes que l'union se sera établie avec plus de régularité. Dans quelques cas, en effet, aucune saillie, aucune dépression n'existent, qui puissent mettre sûrement sur la trace. Cependant, même alors, un caractère se présente habituellement qui a une grande valeur, je veux parler de la sensation d'une résistance moins grande due à une épaisseur un peu moins considérable, qui correspond à la cicatrice et qui, par conséquent, occupe un espace très-limité. Ce caractère a une très-grande valeur et c'est le seul qui me guida chez la femme dont j'ai parlé dans mon observation première. Quant à l'induration des tissus, qui semblerait devoir exister toujours, puisqu'il s'agit d'une véritable cicatrice, il m'a paru qu'elle manquait souvent, et cela s'explique sans doute parce que l'assouplissement du tissu utérin, dû aux modifications produites par la grossesse, s'étend jusqu'à elle.

En résumé, il faut consulter tous les caractères qui peuvent conduire sur le point que devait occuper l'orifice du col, et si, ce qui doit être rare, tous venaient à manquer, il faudrait tenir compte de ce qui a lieu dans les conditions normales et ouvrir la matrice un peu en arrière du diamètre transversal de la tumeur qui fait saillie dans le vagin.

Après avoir déterminé avec autant de précision que possible le choix du lieu et du moment, il me reste à faire connaître la manière de pratiquer l'opération, qui a reçu des noms divers. A l'exemple de Lauverjat, un grand nombre d'auteurs l'ont appelée opération césarienne vaginale et ont même étendu cette dénomination aux simples débridements que réclament parfois les rétrécissements ou les rigidités du col.

Baudelocque s'est élevé avec raison contre un pareil abus de langage. Pour lui il n'y a de véritable opération césarienne que celle qui exige pour pénétrer dans l'utérus l'incision préalable des parois abdominales. Il en est de même de Gardien, qui propose le mot hystérotomie pour désigner les diverses incisions qu'on est appelé à pratiquer sur la portion de l'utérus qui est accessible par le vagin.

Pour mon compte, je pense qu'il serait utile d'apporter encore plus de précision dans le langage usité en pareil cas, de réserver le nom d'hystérotomie vaginale à l'opération qui a pour but de créer un orifice qui n'existe pas, d'appeler débridements les incisions qu'on pratique sur le col rigide ou rétréci; amputation, l'extirpation d'une portion de cet organe; ponctions, les opérations qui consistent à faire pénétrer un trocart ou une sonde à dard, etc.

La situation la plus convenable à donner aux femmes lorsqu'on va pratiquer l'hystérotomie vaginale, est celle qu'on lui fait prendre dans la plupart des opérations importantes de la chirurgie obstétricale. On la fait asseoir sur le bord d'un lit suffisamment élevé, les cuisses largement écartées, les jambes fléchies sur les cuisses, les pieds reposant sur des chaises ou sur les genoux de deux aides.

Je pense que le spéculum, dont j'ai conseillé l'usage pour éclairer le diagnostic, est inutile ici dans le plus grand nombre des cas. Loin de simplifier la manœuvre, il la complique, et, sans compensation réelle, il rend plus difficile le jeu des instruments dont on doit se servir.

La crainte de blesser la partie de l'enfant qui se présente a porté les chirurgiens à imaginer divers bistouris spéciaux. C'est ainsi que Flamant a proposé son hystérotome. Il est formé par une lame qui se termine par un tranchant arrondi, long de 8 à 9 lignes, et recouvert par une chape mobile, qui permet de ne laisser à découvert qu'une ligne du tranchant. Je ne parle pas des trocarts ou des sondes à dard qui ont été mis en usage dans les cas où l'oblitération existait en dehors de la grossesse et avait simplement produit la rétention des règles. Je suis convaincu que toutes ces inventions sont inutiles, et que c'est à l'habileté de l'opérateur, et non à un mécanisme plus ou moins ingénieux de l'instrument qu'il faut s'en rapporter pour éviter d'aller trop loin et d'intéresser les parties de l'enfant. On a vu que, dans un cas, je m'étais servi avec succès d'une paire de longs ciseaux ; mais j'aime mieux un bistouri ordinaire, suffisamment long, pointu ou arrondi, et qu'on garnit de linge jusqu'à un centimètre de son extrémité. Il doit être conduit sur les doigts de la main gauche, préalablement introduits jusqu'à la partie sur laquelle on veut pratiquer l'ouverture. C'est dans le sens transversal qu'il faut faire agir son tranchant, de manière à diviser les tissus couche par couche, et dans l'étendue de 8 à 10 millimètres seulement. Le doigt doit s'assurer de temps en temps de la profondeur de l'incision, et reconnaître à peu près l'épaisseur de ce qui reste à diviser ; c'est le seul moyen de ne pas aller trop loin et de ménager l'enfant.

Le premier temps de l'opération, qui est le plus délicat, doit être conduit avec beaucoup de circonspection. Ce serait une faute que de vouloir aller vite et diviser du premier coup la paroi utérine.

Une fois qu'on a pénétré dans la cavité de l'organe, ce dont on s'assure avec l'extrémité du doigt, qui glisse entre la tête et la face interne de la matrice, ou ce qui est souvent indiqué par l'écoulement du liquide amniotique, il faut agrandir cette première ouverture par des incisions multiples. De longs ciseaux, un bistouri boutonné droit et mieux encore courbe sur le bord et tranchant dans la concavité, peuvent servir à les pratiquer. Je ne ferai que mentionner pour mémoire deux instruments spéciaux, le bistouri de Biennaise et l'utéro-stomatome de Contouly, qui aujourd'hui sont justement laissés dans l'oubli.

Il convient en général d'en faire trois, une à chacune des extrémités du diamètre transverse du petit orifice déjà créé, et une autre en arrière, sur son bord postérieur. Il suffit de donner à ces diverses incisions une étendue de huit à dix millimètres seulement, et il est très-rare qu'on soit obligé d'en faire une quatrième en avant. Dans tous les cas, il conviendrait de lui donner une étendue moins considérable encore, et de ne pas oublier le voisinage de la vessie et du canal de l'urètre. Il est bien entendu, d'ailleurs, que l'instrument dont on se servira sera conduit sur la pulpe du doigt indicateur gauche, et qu'il agira surtout de dedans en dehors. Je repousse formellement le conseil donné par Flamant, qui veut qu'on fasse de prime abord, avec son hystérotome, et de dehors en dedans par conséquent, une incision d'un pouce et demi, c'est-à-dire d'un peu plus de quatre centimètres, intéressant, comme il le dit, le *vagin*, le corps de l'utérus et les membranes.

L'opération, pratiquée de cette manière, me paraît entourée de grands dangers. Je comprends encore moins comment Gardien a pu proposer de donner à l'incision transversale *environ cinq pouces d'étendue*, ce qui équivaut à 13 centimètres 1/2, et ce qui représente par conséquent le diamètre bis-iliaque d'un détroit supérieur bien conformé.

Dès que la matrice est ouverte, et surtout lorsque les débridements multiples dont j'ai parlé ont été pratiqués et qu'il s'est écoulé du liquide amniotique, l'orifice artificiel prend une forme arrondie assez régulière, et il suffit de promener le doigt circulairement sur son bord, en pressant un peu, pour l'agrandir d'une manière notable. Il est facile de comprendre que les choses ne se passeraient pas ainsi si la partie présentée par l'enfant était maintenue élevée par un vice de conformation, ou s'il s'agissait de l'épaule, par exemple.

En général, tout est fini pour la chirurgie lorsque les choses en sont arrivées au point dont j'ai parlé, et il convient de laisser aux contractions utérines le soin de terminer l'accouchement. Il pourrait être nécessaire, cependant, si l'orifice restait encore rigide, de faire quelques nouveaux débridements, et un peu plus tard d'intervenir par une application de forceps ou par toute autre opération, soit dans l'intérêt de la mère, soit dans l'intérêt de l'enfant. On trouvera dans les faits rapportés plus haut une règle de conduite à cet égard.

L'opération, telle que je viens de la décrire, peut se pratiquer avec toute sécurité, elle est à peine douloureuse et ne donne lieu qu'à l'écoulement d'une très-minime quantité de sang. Les suites en sont peu graves en général, ainsi que cela résulte de mes observations et de celles qu'on trouve dans les auteurs. Le traitement consécutif est on ne peut plus simple. Il est inutile, dans les premiers jours, de maintenir dans l'ouverture une sonde ou une mèche, dans le but de s'opposer à une oblitération nouvelle. L'écoulement des lochies aide mieux que tous les corps étrangers à prévenir ce résultat. Toutefois, il est bon, un peu plus tard, de surveiller ce qui se passe de ce côté et d'introduire le doigt de temps en temps dans l'orifice, jusqu'au rétablissement régulier de la menstruation. Cette précaution suffirait ordinairement pour s'opposer à une nouvelle oblitération, si elle avait quelque tendance à se produire. Les observations prouvent d'ailleurs que cela n'est pas autant à redouter qu'on pourrait se l'imaginer. Si cependant cette intervention ne paraissait pas suffisante, il serait parfaitement indiqué de recourir à des procédés plus efficaces et dont l'action, plus continue, forcerait les bords de l'ouverture à se cicatriser isolément.

FIN.